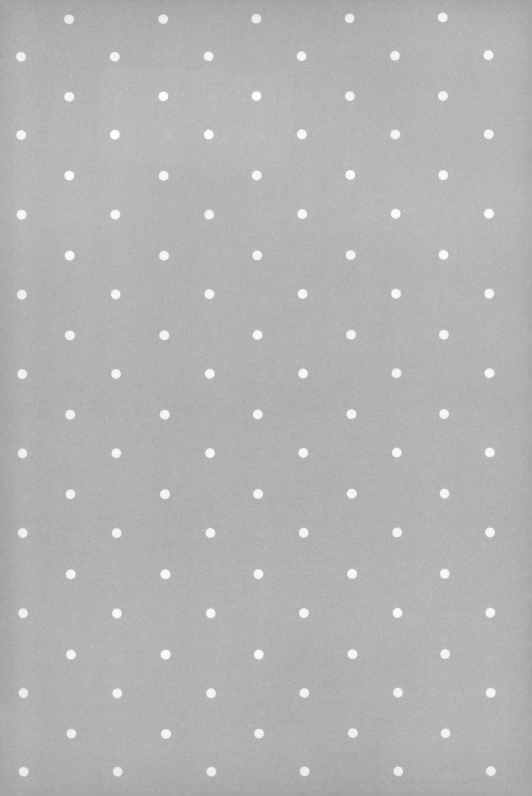

文經家庭文庫 222

失眠關鍵50問

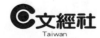

台北榮總新竹分院
精神科主治醫師 **劉貞柏** 著

COSMAX
PUBLISHING Co.
Since 1981

文經社
Taiwan

自序

做好你每天花最多時間的事 —— 一夜好眠！

　　人生當中有三分之一的時間花在睡眠上。睡得好，就精神充足、神采奕奕；睡不好，就日覺睏頓、精神恍惚。睡眠品質跟大腦活力息息相關，互為因果。睡得好，大腦就健康；大腦不好，失眠跟著來。因此，失眠問題絕對不是吃安眠藥了事。

　　問題在於：未曾睡眠障礙的人很少想過自己是怎麼睡著的。若是隨機抽問毫無睡眠障礙的路人，他們多半會回答：「每天晚上我躺在床上閉起眼睛就睡著啦！我怎麼知道我用甚麼方法睡著的？」一旦發生失眠問題，要用哪些方式能夠順利睡著根本毫無頭緒。

　　失眠患者大多數有顯而易見的睡眠習慣問題，求助醫師時卻很少談論到這一塊，更不用說來精神科就醫，多半是認為「失眠只是小事」，拿藥吃吃就好。「何不如乾脆寫一本專門討論失眠的書呢？」我平常就在門診向患者衛教睡眠問題，若將這些內容集合起來，就能讓有興趣的讀者有更多資料可以參考，不然門診來匆匆、去匆匆，患者經過長期治療卻原地踏步。

　　「醫學已經很難懂了，更何況是精神科醫生講睡眠？我會不會看不懂這本書的內容？」國外尖端醫學研究最近特別

著重睡眠醫學，從基因到腦部影像，複雜難懂的研究就是希望能夠解開人類大腦睡眠之謎。但這本書特意避開這些醫學細節，轉而用啟發思考的方式來跟讀者互動，探索睡眠相關的各種問題。

失眠是民眾相當普遍的臨床症狀，就好比發燒之於感冒。然而，同樣是失眠症狀，有人單純睡不著，有人卻合併其他問題：也許是情緒症狀如焦慮、憂鬱，或者腦功能變化造成自律神經失調，甚至睡眠型態改變也可能是失智症早期症狀之一。好比同樣是發燒，有的小感冒，但也有可能是肺炎感染，甚至是嚴重敗血症的前驅症狀。所以發燒不能只吃退燒藥，除了找原因之外，更要對症下藥。失眠也是如此，絕非吃安眠藥就算完整治療。

精神科就是腦科，著重腦功能變化對日常生活產生的影響。失眠已經夠嚴重了，結果身體各處開始也出毛病：胸悶心悸、頭暈手抖、消化代謝失調，去醫院檢查又說一切正常。人變得沒耐心、毛躁易怒、說過就忘，腦功能既然已經連帶產生那麼嚴重的變化，更應該趕快到精神科掛號，由專業醫師來協助安排療程。

「若沒時間跑醫院，又對於看精神科有顧忌的話，就先買這本書回家看看吧！」這是本書最主要的助人目的。

劉貞柏

目次

PART 1 關於**失眠**，你應該要知道的事！

PART 2 消除失眠煩惱，你要這樣做

PART 3 日常生活的因應之道

名醫診療室

個案①

「醫師，我失眠很久了，有沒有辦法治療？」四十多歲的張先生來到診間，自稱是竹科的工程師。由於地緣關係，有些竹科工作人員會特別來本院看診。

「你長期失眠，又是第一次看精神科，那你以前失眠都怎麼辦？」根據經驗，許多因為失眠而踏進精神科門診的患者，其實老早有許多治療失眠的「法寶」。

只見張先生從口袋中掏出一個小盒子，仔細地將裡面的藥拿出來說：「這是我之前同事給我的安眠藥……」如數家珍地告訴我，他吃過哪些種類安眠藥。理工科系的人特別講究邏輯思考，也會自動上網找答案，哪種藥物劑量多少，怎麼吃可以睡幾個小時，甚至藥物作用為何，老早已經知道個大概。

「看來你這些藥物已經吃了一陣子。除此之外，今天你甚麼原因特別請假過來看精神科呢？」開場白結束，我引導他試著尋找主題。若是吃安眠藥就可以搞定失眠，我想他在住家附近就醫即可，不需要特地來本院，甚至不用硬著頭皮來掛精神科門診，畢竟很多患者的就醫習慣都是如此。在許多傳統觀念的人當中，他們認為「只有那些嚴重又沒藥醫的瘋子」才需要來看精神科醫師，實際上這觀念大錯特錯。

「醫生，我失眠是不是一定要吃安眠藥？」、「安眠藥吃多了會不會怎麼樣？」、「我會不會吃藥吃上癮了？」、「我改吃其他保健食品有沒有效？」不問則已，一問之下張先生一口氣問了好幾個問題。

　　「你以前拿這些藥的時候，沒有先想清楚這些問題嗎？」我問他。

　　「想是有想過，但還是搞不大清楚。我除了失眠之外，還有胸悶、頭暈的問題，看過很多其他科醫生，檢查沒大毛病，最後他們都要我來看精神科。」看得出來，張先生是做了很大的心理調適，才踏進精神科門診。

　　於是我先試著簡單回答他那些問題。剛回答完，他彷彿遇到救星，除了不斷點頭稱是之外，又劈哩啪啦問了更多其他問題。

　　張先生的反應跟疑惑其實相當常見，畢竟網路上的資料都片段零碎，難有一個完整有系統的健康概念。在行醫過程當中，剛好有機會將這些患者常問的失眠相關症狀問題整理起來，付梓出版。相信不單單能在門診解除張先生的疑惑，也能替長期苦於失眠，卻猶豫看精神科的患者提供衛教資訊。

　　「早知道就來看精神科了！」張先生笑著離開診間前回頭這麼對我說著。

個案②

　　五十多歲的陳太太長期在精神科就醫，算是老病人。這天在門診時說：「醫師啊，我先生最近快退休，工作比較輕鬆，晚上卻睡不好，打呼很大聲，人也沒精神，整天悶悶不樂的，我可不可以拿我的藥給他吃？」

　　「你先生有看過精神科嗎？」

　　「我早就跟他講過了，但他怎麼樣也不肯，還說直接拿我的藥吃就可以。」陳太太一臉莫可奈何。

　　「我曾經看過你先生，似乎是個明理的人，聽說在公司也是高階主管。他不願意來看精神科，是不是覺得面子掛不住？」

　　「是啊，公司高層看他準備退休，就把他架空，他心裡已經不是滋味。若還被其他人知道來看精神科，恐怕會提早退休！」陳太太自顧自說著。

　　針對忌諱看精神科的患者，用「失眠」來當作治療的切入點，往往能增加就醫動機。既然陳太太叫不動她先生，那麼讓她帶些失眠相關的衛教資訊回家看也好。

　　「我公公每天有去做運動，但也睡不好，脾氣跟著變差，可不可以拿我的藥給他吃？」陳太太除了煩惱先生的事情，還要擔心年邁公公的健康，真是難為她了。

我告訴她，老年人、中年人，甚至小朋友的失眠問題不盡相同，最好患者能夠親自就診。當然，陳太太在說服公公來院就醫之前，還是先拿些衛教資料回去給她公公參考參考。

這些失眠問題集合起來，在本書當中都有相關說明。

個案③

快三十歲的黃小姐在醫院工作需要日夜輪班，慢性疲勞累積身體很多毛病，抽血檢查折騰好久卻沒找到明確病因，後來聽鄰居說這要看精神科，所以來掛號。

「我以前輪夜班，一下班就呼呼大睡，為什麼現在下大夜明明很累，想睡卻睡不著？」黃小姐一臉苦惱。「還有啊，我明年要結婚，最近在減肥，不知道這跟失眠有沒有關係？」、「每次月經來的時候我特別容易失眠，真的是這樣嗎？」、「我吃藥可以懷孕嗎？」雖然同樣是醫療人員，但對於失眠相關問題仍有許多疑惑。

「你長期失眠有沒有影響到工作，例如注意力不好、同事交班說過就忘？」我問她。

「有啊，我上班的時候都很想睡，所以要喝咖啡提神。我以前晚上喝咖啡回家照樣睡，現在不行了。有時候我會喝

點小酒幫助睡眠。這樣可以嗎?」現今醫療從業人員都超時工作,且經常日夜顛倒,恐怕像黃小姐有類似問題的「同行」,不在少數。

我告訴黃小姐:與其胡亂拿些藥物吃,不如培養對失眠的正確概念。千萬不要因為在醫院取得藥物便利,就忽略正確衛教知識。黃小姐其實也相當同意,只是以前不敢來看精神科。

「我姐姐也失眠,在家帶兩個小孩都快『抓狂』,我應該也叫她趕快來找精神科醫師!」黃小姐在了解詳細衛教之後,離開前這麼說著。

Part 1

關於失眠，你應該要知道的事！

喝咖啡是不是會失眠？明明已經運動很多了，卻還是半夜失眠？許多人對於失眠有很多偏見與誤解，工作壓力大、生活不快樂都可能是失眠的誘因。認識失眠關鍵QA，通通在這裡，你不能不知！

Q¹ 我為何會失眠？

睡眠是大腦休息的最佳時機。睡眠太短，睡眠太淺，也就是大腦休息的時間不足，休息的品質不佳。即便睡得夠久，但是睡不好，一樣是失眠！身體會開始產生失眠、疲勞等生理狀況反應。

大腦過勞，易導致失眠

失眠的人深深認為，「只有失眠的人才會了解失眠的痛苦」。半夜睡不著，躺在床上翻來翻去乾瞪眼，想睡卻睡不著，白天想動提不起勁。

睡眠跟大腦息息相關。所以若要討論失眠的原因，要從睡眠的生理現象說起。白天要工作，要思考，大腦活動力旺盛，消耗許多養分，產生許多廢物，為了加速供應養分排除廢物，腦部血液循環大幅增加。但大腦不能無止境地這樣工作下去，就好比一個汽車引擎不能長時間維持在高速運轉。所以每隔一段時間，需要讓大腦稍微休息冷卻一下，以維持白天的工作效率。

無論是熬夜或失眠，都是剝奪大腦的休息時間，自然容

易產生「大腦過勞」。短時間也許看不出明顯危害，但時間一久，「大腦過勞」就開始產生功能下降，效率不彰。剛開始身體會發出警訊，產生諸多生理症狀來警告自己。其中一個重要的訊號就是「睡眠型態改變」，睡太少是一種，睡眠時數太多也是一種。

過去科學家以為睡眠時大腦也跟著停機休息。後來發現，睡眠時腦部雖然活動減少，但有另外一部分腦部卻比平常更賣力工作。以電腦比喻，就像每隔一段時間電腦要利用使用者休息時，電腦自動運算重組資料；若以城市來比喻，白天活絡的是股市、公家機關、學校等，半夜是另一組人員賣力工作，像是垃圾清運，道路維修工程等。整個大腦在不同階段負責不同的功能。試著想像一下，若是晚上維修道路改成白天進行，封鎖道路交通管制，那豈非交通大亂，塞車綿綿無絕期？所以讓大腦在適當的時機做它適合的工作，是非常重要的。簡單地說，就是要「生活規律、作息正常」。

在對的時間，讓大腦做對的工作

大腦既然那麼重要，我們就要細心照顧它、引導它、甚至訓練它。照顧大腦包括注意空氣流通，讓新鮮空氣滋潤大腦、飲食均衡，讓適當營養補充腦力。預防大腦受到劇烈搖晃甚至撞擊，因為外力造成的腦傷影響層面很廣。促進大腦

血液循環，所以心血管疾病如高血壓高血脂需要積極控制，保持運動習慣，促進心肺運動。引導大腦在適當時機發揮最佳效率，例如將工作區分為若干時段若干種類，挑選適合的時間做相關的工作。

　　將腦力最佳狀態用在開會討論等需要集思廣益的時機，文書整理等單調少變化的工作放在下午或休息時段前腦力較差的時機。訓練大腦就是透過情境暗示，激發大腦潛力。要用功苦讀K資料的話，就端坐在書桌前專心，要準備就寢休息時，就聽輕柔音樂洗澡擦臉，讓大腦充分接收這些情境暗示，用自然的狀態進行「階段性任務」：該動腦筋的時候動腦筋，該睡覺的時候乖乖睡覺。

　　所以想問「我為何會失眠」，要先想到「我有沒有好好照顧我的大腦？」換個方式思考，也許答案就豁然開朗。

Q² 失眠是不是一種病？

失眠最大的影響就是體力無法恢復。無論你睡的時間長，或者是睡的時間短，只要一旦發現體力無法恢復，那麼很可能就是失眠問題。盡快尋求醫生，而非一味的用過多的安眠藥！

每個人失眠的狀況不盡相同：有的人是躺下去很難入睡，有人是淺眠多夢，有的是鬧鐘還沒響就在凌晨自動醒來。每個人睡眠的周期也不同，有人每天要睡滿八小時，有人六小時就夠，因人而異。

失眠最大的影響是體力無法恢復

總的來說，每個人的睡眠「只有當你覺得有問題時才是問題」！

假若現在有個國三學生準備考前衝刺，熬夜念書。他可能完全不覺得自己有失眠的問題，反而還抱怨為什麼自己唸書唸一唸就會想睡覺，一打瞌睡就停不下來，白白浪費許多做練習題的機會。

假若一個國二學生正在放暑假，明天就要出發去期待已久的出國旅行，晚上興奮地睡不著，他應該不會抱怨自己有失眠的困擾，反而滿腦子計畫如何充分利用時間大玩特玩。

那麼，哪些人會覺得自己的睡眠有問題呢？

我有許多患者飽受失眠所苦，擔心因為失眠造成隔天上班沒精神、沒體力。沒錯，人上了一定年紀，體力不如小夥子，今晚熬夜打牌、唱歌、喝酒，可能隔天整天上班都沒精神，拖著疲憊的身體在公司撐著，腦袋鈍鈍，工作效率低落。

所以失眠本身沒有問題，產生問題的是「失眠會不會影響我的生活」。失眠對生活最大的影響就是體力沒辦法恢復。

這裡所指的體力，同樣也是指「腦力」。口語的說法，就是「睡醒起來有沒有神清氣爽，精神飽滿的感覺」。有很多人睡眠時數看似足夠，但一早睜開眼睛，反而馬上就感到全身疲憊，連下床都要拖著身體。這不單腦力沒有透過睡眠獲得充分休息，連睡眠時肌肉都持續緊繃，無法透過深層放鬆讓肌肉裡的血氣循環順暢，最後容易造成肩頸及腰背痠痛。

評估身體健康機能狀態

如果晨醒時整體的體力、腦力，精神狀態無法應付一天的活動需求，那麼就有可能是睡眠有問題。然而失眠的背後原因，主要是跟大腦活動息息相關。若合併其他諸多生理不適症狀，包括頭暈、心悸、胸悶、乃至消化不良、情緒煩躁或容易低落等，就更要提高警覺，趕快找醫生協助了解自己目前的健康狀態。

第一步可以從家醫科、內科進行評估，先徹底了解身體各部份的健康機能狀態，排除潛在的重大疾病危害。下一步可到精神科、身心科、失眠科或睡眠中心，進行下一步的失眠及腦功能狀態評估，嚴重失眠者甚至還能安排住院睡眠檢測，評估睡眠當中的腦功能變化。

所以，若要談論「失眠是不是一種病」，不如先想想「現在的睡眠品質有沒有影響到日常生活作息」。若已經產生影響，切勿拖延，趕快找醫生吧！

Q³ 失眠一定要吃藥嗎？

睡眠是個大學問，跟大腦更是息息相關。失眠不一定要吃藥，但若不吃藥，睡得著嗎？幫助睡眠的方式有很多，有些人忽略這些幫助睡眠的途徑，貪圖方便只想選擇最輕鬆的方式，久而久之，失眠問題就會益發嚴重。

　　許多人都有失眠的問題，但對於安眠藥大多抱持懷疑的態度。若到了醫院，跟醫生抱怨自己睡不好，往往醫師開立安眠藥，一吃就見效。但隨之而來的疑惑是：失眠一定要吃藥嗎？許多已經開始服藥的患者，開始陷入這個無限循環的掙扎當中：「今天晚上，到底要不要吃安眠藥呢？」原本決定不吃的，想著想著就過了半夜，凌晨一、兩點還是絲毫沒有睡意。最後勉強爬起來，舉白旗投降般地從藥盒裡再拿出一顆藥來吃。幸運些的，睡著了；運氣不好的，吃了藥居然也睡不著。到了四、五點鐘天快亮了，心想再不睡第二天上班就沒精神，於是爬起來再多吃幾顆安眠藥。昏昏沉沉睡去，昏昏沉沉醒來趕去上班，第二天晚上要睡覺的時候，再次重覆第一天晚上的疑惑：「今天晚上，到底要不要吃安眠藥呢？」

吃不吃藥，有關係！

通常在門診我用二分法回答失眠患者的這個問題。有一種患者睡不著，但不敢吃藥，幾乎排斥所有藥物。好不容易勸服藥物，對藥物反應也非常敏感，即使是低劑量藥物，也會感覺有許多細微副作用。對於藥物劑量也錙銖必較，經常把小小藥丸分成二分之一顆，三分之一顆，能少吃就盡量少吃。這種患者，我歸類為「不想吃藥的患者」。這個族群自制力高，自我約束力強，也比較不容易養成藥物濫用的壞習慣。當這個族群問我說：「醫生我長期失眠，現在是治療的初期，需不需要吃藥？」我會清楚明確地告訴他們：「你需要吃藥。」大部分的患者屬於這一種。

第二種患者，對藥物接受度大，甚至經常覺得藥效不夠，自行追加劑量。每次返診，都是跟醫師抱怨睡眠時數不夠，要求醫師不斷增加藥物劑量。這個族群容易依賴藥物，甚至藥物成癮，我歸類為「容易越吃越多藥的患者」。當這個族群提出同樣的問題時，我會告訴他們：「失眠的長期治療，藥物只是輔助，最重要是培養良好的睡眠習慣」。

所以說，當你心中懷疑「失眠是不是一定要吃藥」之時，首先要想想，你是哪種人？

當然，藥物在此是泛指所有藥物，而不單指安眠藥。

更何況，依照藥性不同，各廠牌不同成份的安眠藥就有幾十種。常用助眠藥物包括鎮靜劑、安眠藥等，如以下表格所列：

常用助眠藥物BZD類	常用助眠藥物Z類	其他種類可助眠的藥物
alprazolam 特性：較常當作白天降低緊張的抗焦慮劑使用。 少數患者當成睡前助眠使用。	zolpidem 特性：極普遍的助眠藥。應格外避免誤用（不適當場合、非正常睡眠時間）、濫用（長期且持續超過醫師建議使用劑量）。 可能會夢遊。	antihistamine 特性：利用傳統感冒藥成分之一的抗組織胺的嗜睡特性助眠。
lorazepam 特性：肝臟負擔較小，常用於酒精戒斷治療。	zopiclone 特性：Z型藥物的另一種選擇。 嘗起來具苦味、金屬味。	trazodone 特性：分類上屬於抗憂鬱劑，具助眠效果。
estazolam 特性：常用助眠藥物，孕婦不宜使用。		clothiapine 特性：分類上屬於抗精神病藥物，住院病人較常使用。

clonazepam 特性：分類上屬於「抗癲癇」藥物，但實際上是抗焦慮/助眠的BZD類。		
diazepam 特性：內外科也常用的抗焦慮/助眠藥物。		
flunitrazepam 特性：強效安眠，屬於管制等級較嚴格的第三級管制藥品。 使用上應格外謹慎。		

失眠吃健康食品有沒有用？

健康食品不等於藥物，失眠了，仍需尋求醫生的診治及其開立的藥物，對症下藥，以免錯過最佳的治療時機。

「醫生，你幫我看看這些可不可以吃？」陳媽媽將各種瓶瓶罐罐從購物袋裡頭仔細拿出，整齊地排列在診間的桌子上，我隨意數了一下，大概有七、八罐那麼多。

「這是我兒子上次從美國帶回來的。」陳媽媽拿起一個深色的罐子，上面滿滿英文標示，標籤上還有一個金髮碧眼的模特兒展現燦爛的笑容。「另外這個，是上次藥房買的，不便宜呢！」這罐看起來沒甚麼標示，甚至衛生署許可證字號都沒有，讓人擔心。

「你吃這麼多要做甚麼？」陳媽媽如數家珍地報告哪些健康食品要照三餐吃，哪些一次要吃兩顆，計算下來，每天要吃的總量居然超過十顆！於是我忍不住問她，到底吃那麼多要做甚麼？

「我睡不著啊！」陳媽媽憂愁地看了我一眼，好似我過

度大驚小怪了。

「我開給你的藥，效果應該比較好吧？」我問她。

「我不敢亂吃藥，大家都說吃多了傷身又會傷腎。」陳媽媽斬釘截鐵地說著。

「那你吃那麼多『保健康、顧身體』的健康食品，就不怕吃壞身體？」我反問。

「應該不會吧？」陳媽媽遲疑地說著，說著說著，她慢慢地又將桌上瓶瓶罐罐默默地收回購物袋裡頭了。

保健食品是「食品項目」

事實上，以國內來說，只有少數項目具有衛生署認可具有保健功效。少數通過衛生署核可的，包裝上會標示健康食品標章。若沒有這種標章，則大部份歸類為食品。若連食品的許可字號都沒有的，就需特別小心這種來路不明的物品。

目前衛生署公告的十三個保健項目裡頭，並沒有包括治療失眠的健康食品，因此坊間所謂治療失眠的保健食品，其實就歸類在「食品」裡頭，不具有經過認證的保健功效。有經過公告的十三個項目包括：調整血脂、免疫調節、胃腸功能改善、骨質保健、牙齒保健、調整血糖、護肝、抗疲勞、

延緩衰老、調整血壓、促鐵吸收、調整過敏體質、不易形成體脂肪。每一種經過認證的各廠牌保健食品，都可以上政府衛生署網站查詢。

若一種食品對失眠那麼有效，怎麼不做成一顆藥丸就好呢？今天之所以無法將這個食品當作藥物，主要在於療效不明確，也就是有的人吃了有效，有的人吃了沒效。由於吃了沒效的人比較多，所以無法當作一個「具有一定程度效果」的藥物，自然也無法通過效果的認證。

這世界上存在一種名為「benzodiazepine」的成分，經過科學認證，具有明確的助眠效果，而且都是經過醫師評估後開立。經過這樣的說明之後，你會不會比較放心吃了呢？（只不過這個叫做benzodiazepine的物質，就是大部分安眠藥裡頭的主要成分。）

藥物有沒有效，因人而異

關於健康食品，這其中其實存在著某種思考陷阱。假設此時市面上有種聲稱吃了可以治療失眠的保健食品叫做「必好眠」，某個失眠已久的李先生到藥局花了一千塊錢買了一罐回家吃。若吃了這個「必好眠」，當天晚上李先生真的順利睡著的話，他會覺得這真有效！若吃了沒效，李先生也會

覺得沒差，反正「吃了有效當賺到，吃了沒效當做保健」。常見思考謬誤在於「保健食品多吃無妨礙，有效更好，沒效也可以當作保健身體」。

對於藥品，則常用同樣的邏輯做負向解釋：同一個李先生到診所找醫師開立安眠藥，若當晚順利睡著了，於是李先生認為症狀已經改善，不必再吃藥或認為症狀雖然改善，但藥物傷肝傷腎，所以還是少吃為妙。若當晚吃安眠藥後依舊失眠，李先生就認為藥物沒效，從此不再吃。

食品、藥品，只有一線之隔。若想追求明確效果，直接吃藥是一個比較保險的方式。若覺得效果模糊無妨，可以嘗試使用保健食品，前提是具有衛生署食品認證。但千萬不要購買來路不明，連合格食品都稱不上的不知名物品，以免效果不彰之外，還先把身體吃壞了。

市面上，可以看到一些保健食品都以下面這些成分，聲稱具有治療失眠效果，可以參考下表。

Valeria 纈草	歐洲過去用於鎮靜安神的藥草之一，未經現代醫學證明其療效。在某些國家當作營養補充食品銷售。

Melatonin 褪黑激素	人體內普遍存在的一種化學物質，其體內濃度跟日夜節律、睡眠周期有關。但口服褪黑激素的明確助眠效果並未經醫學證實。
5-HTP 5-羥 基色氨酸	天然胺基酸，跟血清素serotonin的形成有關，而腦中血清素跟情緒相關。直接口服5-HTP來達到抗憂鬱或助眠的效果未經大型醫學研究證實。

　　看完這些成分的效果，並不是要讀者依循這些成分尋找可能可以治療失眠的保健食品，因為即時尋找醫生治療失眠，才是最最上策的治療方式！

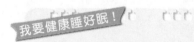

我要健康睡好眠！

注意，沒有專門的失眠保健食品

　　迄今年為止，衛生署公告的「保健項目」裡，並未包括失眠。因此，保健食品仍屬於「食品項目」。當然，一旦失眠狀況未改善，及時看醫生才是最好的方式。

　　若想對保健食品進一步了解，可以上衛生署的網站查詢。

　　網址：www.fda.gov.tw/TC/index.aspx

Q⁵ 安眠藥有哪幾種？我吃的到底是不是安眠藥？

安眠、助眠的藥有十幾種，跟醫師確認自己吃的是哪一種。而且能夠幫助睡眠的，不只是安眠藥，病人可跟醫生多詢問為何開這種藥，千萬不要自行停藥！

「醫生，這個藥是不是安眠藥？」王老闆手裡拿著一個透明夾鏈袋，裡頭裝了好幾顆沒有包裝的黃色藥丸。

「這是誰拿給你的？」我問他。

「我們家隔壁的診所醫生開的啊！應該沒問題吧！」王老闆理直氣壯地說著。

「診所醫生跟你說這個藥是不是安眠藥？」我反問。

「但是他講的我聽不懂啦！問你比較清楚。」王老闆說的也挺有道理。

「這種沒有包裝的藥丸，我看不出來。猜猜是可以，但為了保險起見，你還是拿完整包裝、完整藥單來，我會幫你詳細看。」

Part 1 關於失眠，你應該要知道的事！

029

帶著藥單，供醫師評估

單憑藥物外觀就猜測藥物種類，就好比只看一個人身上穿的衣服猜測這個人的姓名，很容易猜錯。藥單跟藥物完整包裝就像一個人的身分證，對著身分證，個人資料一目了然。

合格藥物的包裝上面通常會詳細記載藥物學名（英文）、商品名（英文）、中文商品名、劑量等。商品名各家藥廠不同，好比同樣都是熱水壺，每個廠商做出來的熱水壺都不一樣。但哪種規格型號的的熱水壺，效用如何特色如何，要看字體極小的英文藥物學名為準。

「醫生，我擔心10毫克的安眠藥太強，所以要診所醫師換這個2毫克的，應該比較輕吧？」這天，王老闆學乖了，連同上次開立的黃色藥物，這次拿來的白色藥丸就也有完整藥物包裝跟藥單。

我替他看了看，告訴他說：「藥物的種類成分效果差異很大，不能單靠劑量毫克數來當作藥性強弱，五斤西瓜跟半斤荔枝，不同重量也不同種類，不能放在秤上一起比較。同樣一公斤的鐵跟一公斤的棉花，重量相同，性質不同，一個做鐵槌，一個做枕頭。」我拿起王老闆帶來的兩種藥丸指給他看，接著說：「像這個，2毫克的白色藥丸，實際上是強效

安眠藥。相比之下，這10毫克的黃色藥丸比較弱。」

市面上可以幫助睡眠的藥物幾十種，如何挑選適合的藥物，要仔細向醫師諮詢。最適合的藥物，就是「自然而然睡著的藥物」。許多患者對治療失眠有錯誤期待，覺得吃了藥物之後要頭昏昏，想睡到不行才勉強關掉電視電腦爬上床睡。「自然而然睡著」指的是作息規律，定時就寢。吃了藥之後就開始準備刷牙洗臉，時間到就靜靜躺在床上，不要特別動腦或思考甚麼東西，等到睡意襲來，自然而然地就一覺好眠。若覺得每晚都要吃藥吃到頭昏昏，甚至在沙發上躺著，燈也沒關就睡到半夜，這反而可能代表藥物過重以及睡眠習慣不佳。

能夠幫助睡眠的，不一定都是「安眠藥」

有的時候，醫師還會利用藥物的副作用來幫助睡眠，例如某些感冒流鼻水的藥物，平常感冒時吃了會讓人白天想要打瞌睡。換到睡前吃，反而有幫助睡眠的效果。

所以，幫助睡眠的藥物，不一定都是安眠藥。反之，失眠患者的病因也許不只是睡不著而已，可能還合併其他症狀，需要其他藥物搭配治療。

現在的醫院按照規定，一種藥物分裝一個藥袋，藥袋

上印滿藥物資訊。這原本是好意，提供更多藥物資訊讓民眾了解。若產生誤解，則要當面跟醫師溝通。例如有的病人看到藥物種類上頭寫明「高血壓用藥」，想說自己並沒有高血壓，於是自行停藥。實際上某些高血壓用藥在低劑量下，有緩和心跳，穩定情緒的功能。更常見的狀況是：藥單上頭列印的藥物用途只有一項，副作用卻洋洋灑灑印了五、六項，彷彿吃了這顆藥，效果只有一種，副作用卻有五、六種，這種藥怎麼能吃？

　　每位患者健康狀況不同，對藥物的反應也不盡相同。西藥跟中藥同樣講究藥性互相搭配，截長補短。患者若執著於「安眠藥」、「副作用」等名詞的迷思之中，可能因小失大，延誤治療。更重要的是找到一個你可以信賴的醫師，充分溝通，配合治療！

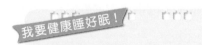

我要健康睡好眠！

開立失眠藥，因人而異

　　醫生會因為你的失眠狀況，而開立不同的藥物，不見得都是安眠藥。切記，不要因為看到藥單上有感冒藥、高血壓等其他藥，擅自停藥。因為可能是這些藥裡面有鎮定、舒緩的藥效，可幫助改善失眠問題。

Q⁶ 安眠藥會不會上癮？

有人透過運動改善失眠，也有人透過吃安眠藥換得一夜好眠。但是，安眠藥的開立與劑量仍需醫生指示，因為過多的安眠藥，可能讓自己變得更焦躁、坐立難安。影響心情、影響睡眠。

「不曾失眠的人是無法了解失眠者的痛苦」，經常有患者這麼對我感嘆。試想，若有一個人長期神經緊繃，白天上班工作壓力很大，下班後還要面對生活其他瑣事。好不容易晚上能夠躺下休息，腦袋裡頭卻依舊團團轉，身體像過熱的引擎般停不下來，更不用說能順利進入夢鄉！半夜好不容易迷迷糊糊睡著，誰知淺眠多夢，一下子就醒。看看時鐘，才早上四、五點。要再繼續睡，根本睡不著。要就這麼起床，只怕耗到上班時間反而更加疲憊。長期耗損體力的結果，整個人變得病懨懨。

心理上癮 VS 生理上癮

讓我們想像一下完美睡眠的狀態：哪怕白天有再多瑣事煩心，管他房貸剩多少，管他公司企畫只寫到一半，反正一切事情明天再說。頭靠到枕頭馬上呼呼大睡，不省人事。一

覺到天亮，精神飽滿體力充足，彷彿暴風雨過後的黎明，一切都有重新開始，努力振作的機會！這種睡眠多麼讓人嚮往啊！

對於長期失眠者來說，「能好好睡一覺」具有無比的吸引力。理所當然，任何能夠讓自己「好好睡一覺」的方法，都值得一試再試。與其說是助眠藥物會讓人上癮，不如說「好好睡一覺」的魔力實在太大。

能夠讓自己好好睡一覺的方法很多，有人嘗試運動：爬山、游泳甚至馬拉松。不但能幫助睡眠，也能促進心血管健康。比較沒體力的，可能選擇刮痧、按摩、SPA或三溫暖等，雖然比較被動，但也比較不費力。

但許多上班族認為加班都來不及了，哪來每天一、兩個小時做運動？何況台灣氣候濕熱，稍微一動就滿身汗，髒兮兮。戶外運動完還要換裝沐浴，實在麻煩。找人按摩雖然舒服，但事先要預約，花費也不低，實在也沒天天找人按摩的道理。

於是藥物科學家發明了安眠藥，讓失眠的人不用揮汗如雨運動，也不用耗費時間精神找人按摩。一顆小藥丸，換來一夜好眠。失眠的人也不禁被這樣的效力給吸引住：「這麼方便的東西，哪裡找？」

安眠藥沒問題，是心態和習慣的問題

「過於貪圖方便」，就是讓人容易變得「習慣吃安眠藥」的主因之一。大部分的安眠藥都是管制藥物，藉由醫療院所的管制，降低患者拿到此藥的「便利性」，間接讓貪圖方便的民眾「不方便」，進而降低安眠藥的使用量。這項健康政策延續下去，就是讓民眾越來越不容易拿到安眠藥，既然不方便，就會減少總使用量。

同樣的理由，效果越強，「一吃很快就會頭暈想睡」的藥物，代表著「使用性更便利」、「更方便」，會讓貪圖方便的民眾更容易養成吃安眠藥的習慣。所以，要降低其方便性，就是開立效果弱些的藥物。

可是這遇到治療上面的極大矛盾：患者找醫師，往往都希望藥物越有效越好，怎麼會有人希望藥物「效果越弱越好」呢？

「醫師，我希望服藥後更快入睡，睡更深，睡更久，但我不希望吃太重的藥物，最好還能減輕一些。」經常在失眠患者口中聽到如此矛盾的期待。或是患者說：「醫生你上次開的一顆睡前藥沒效。別家醫生只開半顆藥，我就睡到天亮。」道理很簡單，因為這次睡前藥開得輕，所以一顆效果差，別家開得重，所以半顆見效。然而患者往往產生「半顆

藥就有效，是減輕藥量，效果卻變更好」的錯覺。

最後回到藥物。到底安眠藥會不會上癮，這其中分成「生理上癮」跟「心理上癮」。「生理上癮」比例很低，但確實存在。「心理上癮」佔大部分，主因跟「好好睡一覺」的魔力還有「方便」因素有關。

要怎麼知道自己是不是屬於生理上癮？生理上癮的主要特色就是「藥量越吃越重效果卻越來越差」、「要求醫師越開越多量藥物」、「經常遭到醫師拒絕開立（那麼多量的）藥物」，到最後可能一個晚上吃了五、六顆安眠藥還睡不著，甚至原本該是晚上吃的藥物拿到白天吃，不吃藥就變得容易煩躁、坐立不安、全身緊繃，滿腦子都是「怎麼樣才能再從別家醫院拿到更多藥來吃」。這類患者雖然佔少數，但需要集中管理，甚至住院治療，避免到處逛醫院拿藥亂吃。

相信大部分讀者並非生理上癮的患者，然而「好好睡一覺」的魔力是與生俱來，無法抗拒。因此能夠努力的目標，就是改變「貪圖方便」的習慣。本書在後面的篇幅裡會陸續介紹相關治療失眠的方法。

Q⁷ 安眠藥有沒有甚麼危險性？

首次吃安眠藥，須注意其所引起的副作用。很多人因為第一次可能藥效太強，不小心跌倒、產生嗜睡，甚至有夢遊的現象。家裡可以放一盞小燈，避免夜間起床一不留神就跌倒。

「醫生，吃這睡覺藥有沒有甚麼副作用？有沒有特別要注意的？」這是大多數患者好不容易接受失眠治療之後，經常問的一個問題。

「安眠藥最大的問題就在於『嗜睡』！」我幾乎都這麼回答患者。

第一次聽到的人，以為我在開玩笑，既然是治療失眠，不是越嗜睡越好嗎？怎麼會造成問題呢？然而仔細思考之後，就會發現這有其道理。

首次吃安眠藥，不可不知副作用

首次接受藥物治療者，對於藥性不熟悉，身體也需要時間適應藥物作用。在這種情況下，要避免藥物作用過強，避

免開車、操作機械、上下樓梯都要注意。這雖然是理所當然的提醒，卻是許多人容易忽略的部分。

再來，由於長期失眠患者長期體力耗竭，好不容易能開始好好睡一覺，身體常會反彈性地釋放大量疲勞感，好讓身體能夠充分休息、徹底充電，這段時間睡眠時數會偏長。而當身體逐漸「充電完成」時，即使在一樣的藥物劑量下，睡眠時間會開始縮短，因為「體力逐漸恢復，自然也不需要那麼長時間的睡眠」。患者這時容易產生疑惑，想說「是不是藥物開始失效了呢？」這階段首重調整睡眠週期跟睡眠習慣，藥量不但不需增加，反而可能需要減量。有人反其道而行，任意自行調整甚至增加藥物，不但搞亂原本治療到一半的睡眠週期，更可能造成過度昏沉，增加跌倒風險。

居家環境的配置同樣重要，「嗜睡昏沉」可能增加跌倒風險。有人習慣半夜起床上廁所，臥室到廁所的這一小段路應該設置合宜明亮的夜燈，同時移除可能絆腳的物品，如延長線、櫥箱等。老年人若本身體力較虛弱者，最好能增設安全扶手及加強地板防滑。很多長期失眠患者合併不良睡眠習慣，若照以前習慣，半夜迷迷糊糊起床上廁所沒事，因應治療需求服藥卻沒改掉不良睡眠習慣，半夜爬起時頭暈目眩，尿急時又急急忙忙衝向廁所，這時更應慎防跌傷意外。

有某些患者因為其特殊體質，服用特定某種類助眠藥物時會產生「夢遊」現象。夢遊情節有很多種，有人是起床翻冰箱找東西吃，有人費工夫煮泡麵，甚至有人打電話找朋友聊天的。無論是哪一種，共同特點就是「隔天起床後完全沒印象做過這些事」。若有這種狀況發生，跟醫師討論，調整藥物即可。

直接與醫師討論加藥或減藥

由於藥物的嗜睡性，所以應該避免吃藥又喝酒。很多長期失眠患者已經養成「睡前來一杯」的習慣。這種方法短期似乎有效，但長期來說不但無法助眠，還引起許多相關其他更嚴重的症狀，在後面關於飲酒的篇幅會再次介紹。而接受失眠治療，吃藥又喝酒，經常會產生許多不可預期的加乘反應，有時可能吃藥喝酒沒事，有時卻可能會過度嗜睡昏沉。醫療上最在意的就是「不可預測性」。例如每顆合格藥物都有固定劑量，兩顆藥物的劑量就是一顆藥物的兩倍，對於預期藥效能有合理推估。而吃藥喝酒，常常一加一不等於二，可能這次一加一等於三，下次一加一等於五。這種「不可預測性」徒增許多意外風險，應該特別注意。

服用任何藥物，都需要小心謹慎，遵照醫囑，避免自行任意調整。若真非得加藥減藥，應與醫師直接討論。就發

生比例而言，藥物的誤用、濫用或忽略使用上的細節造成的危害，遠比藥物本身的副作用來的多更多。好比大顆的糯米湯圓本身沒任何問題，但老人吃食需預防噎食窒息；又好比喝牛奶能增加鈣質，但喝完牛奶沒刷牙就上床睡覺容易造成蛀牙。正確使用，合宜劑量，就能大大降低服用藥物的危險性。

Q8 肌肉放鬆法怎麼做？

合宜的睡眠能讓全身肌肉放鬆，血液循環舒暢，讓細胞組織間的養份如氧氣等順利補充、讓廢物如二氧化碳等代謝排除。所以藉由肌肉放鬆不但能恢復體力，也能適當引導睡眠，是治療失眠的重要一環。

韓瑞克森肌肉放鬆法(Hendrickson)

想讓全身肌肉放鬆，我常跟患者推薦「韓瑞克森肌肉放鬆法」。這是一種國外引進的肌肉放鬆訓練，透過指導語的暗示與練習，將身體分區塊逐漸一一放鬆，最後達到全身深層放鬆的目的。最後讓這種放鬆的感覺跟舒適的情境結合，透過催眠暗示，達到更積極的放鬆效果。有興趣的讀者可以使用網路，點入知名影片網站youtube，鍵入「韓瑞克森肌肉放鬆訓練」，就能找到相關影片。這是我為了推廣肌肉放鬆的助眠衛教而特別錄製的影片。

這段影片中，很重要的是練習前的準備：找一個寧靜不受打擾的角落，一張合適柔軟的椅子，一段能完全休息的時間（約十五分鐘），還有一台能撥放網路影片「韓瑞克森肌肉放鬆訓練」的電腦或手機。

找個安靜的位置舒適地坐著，閉眼放鬆。「韓瑞克森肌肉放鬆法」簡單十步驟及動作，步驟如下：

1. 放鬆臉部肌肉。依序想像從頭皮，前額，臉頰，下巴的肌肉逐步放鬆。

2. 放鬆頭部後方肌肉。依序想像從後頸，肩膀局部逐漸放鬆。

3. 慢慢地深呼吸。注意呼吸吐納，同時體驗放鬆的感覺。

4. 想像全身肌肉一絲一絲逐步放鬆，同時心裡的焦慮緊張也都逐漸放鬆開來。

5. 依序從肩膀，手臂，前臂到手掌，手指頭練習完全放鬆。

6. 感覺原本緊繃的肌肉都放鬆了，依序從肩膀，胸部，背部的肌肉都徹底放鬆，同時有溫暖的熱流充滿全身，心裡也感到很平靜。

7. 依序從臀部，大腿，小腿，腳掌讓整個腿部的肌肉放鬆。

8. 想像你在一個舒適的房間裡，地上有柔軟的地毯，牆上有美麗的畫，背景還有美妙的音樂襯托著。在這樣的環境裡你感到很放鬆，很平靜。

9. 你保持這種放鬆的感覺，而這種感覺會在張開眼睛之後繼續伴隨著你。記住這個放鬆的感覺。

10. 接下來從一數到五，隨著數字，你會感到越來越放鬆。

這些準備就好像出國旅遊行前的資料準備跟行李，是為了讓旅行過程中能夠徹底領略旅程中的驚喜。這個旅程就是

一種「與自己身體對話的旅程」，重新認識自己的身體與心靈，是一個動態的思考旅程。旁人看來，也許你只是靜靜地做在椅子上聆聽一段影片，但在練習者的內心裡頭，除了達到肌肉放鬆的目的外，更能傾聽身體所發出的種種訊息。

　　初次進行「韓瑞克森肌肉放鬆訓練」的讀者，順著指導語內容，從頭頂、前額、臉頰、肩頸開始逐步放鬆每一條小肌肉。從上而下進行到胸、背、腰、腹，搭配沉穩紮實的呼吸吐納，感受藉肌肉放鬆促進血液循環的靜態律動。指導語有十個步驟，依序將軀體的肌肉放鬆感擴展到四肢乃至指尖腳底。後半段由身體放鬆引導到情緒放鬆，放下焦慮憂鬱的情緒重擔，體驗更深層的空靈。然後將這種身體跟情緒的放鬆感覺與舒適的情境結合。這個情境可能是舒適的書房、可能是微風吹拂的向晚沙灘、可能是清晨薄霧的森林小徑。透過視覺想像與催眠暗示，讓自己在最舒適的情境之中能夠保留這種全身放鬆的感覺，並將這種寧靜的感覺維持到結束練習後，進而延伸到日常生活中，隨時保持身心靈的和諧寧靜。

身體，是另一個自己

　　這是肌肉放鬆練習的第一階段。在第二階段，造成失眠壓力的日常負面感受，會本能地想要破壞這種好不容易達成

的平靜。因此在肌肉放鬆練習當中，腦海裡會浮現日常生活中的人事物，吸引自己的注意力，擔心小孩功課不好、煩惱感情問題、操心公司營運不順等。寧靜的狀態受到干擾，局部肌肉就會開始逐漸緊繃，妨礙血液循環。這時應該繼續順著指導語的帶領，將注意力拉回身體各個部分，繼續進行肌肉放鬆訓練。剛才腦海中浮現出來的種種負面情境，又將逐漸消褪淡去，透過化解而昇華無蹤。

　　這就是「與自己身體對話」的功夫。而這種對話不是透過語言交談，而是透過抽象的模糊感受進行彼此交流。練習到這個階段的讀者，要盡可能地避免企圖「控制自己身體的感覺」，仔細聆聽身體傳遞給自己的訊息，並與它和諧地存在。好比兩個人跳舞，是隨著舞步進退來彼此引導，隨著音樂旋律來完成舞蹈。感受彼此，讓默契增加，而不是強行控制對方，強拉對方配合自己。

　　這種描述，彷彿身體就是另外一個自己，姑且可以當作「潛意識的自己」。這個「潛意識自己」雖然不會說國語說英語，但卻能使用許多語言以外的方法做更豐富的表達。這個「潛意識自己」在科學上有人稱做「情緒大腦」，也可稱做「直覺大腦」。它遇到危險恐怖的就會想要征服對抗、要不就是逃之夭夭。看到嬰兒無邪的笑臉就會心情好，聽到美妙的旋律就會飄飄然想隨之起舞。這個「潛意識自己」一直

都在心靈深處，透過肌肉放鬆，更能體現它的存在，進而從全新的角度認識另外一個自己。

　　「韓瑞克森肌肉放鬆訓練」是我所推薦的一種肌肉放鬆法，透過反覆練習能讓效果倍增。然而臨床上常遇到的困難就是患者覺得這種方法還要練習，覺得麻煩，不如張口吃藥來得輕鬆方便。凡事原本就有不同的途徑，有的要繞遠路、有的能抄捷徑；繞遠路的也許能找到秘境美景，但也可能經過臭味薰天的垃圾場，抄捷徑的就算因為圖方便而忽略過程之美，但至少能夠節省時間。各種方法都能夠試看看，最重要的是找到合適自己的方法，不拘泥於某種單一形式。因此在後面的篇幅，也將會依序介紹其他助眠法寶。

安眠藥是不是管制藥品？

安眠藥是管制藥品，但管制藥品不一定是毒品。之所以管制，是因為避免安眠藥使用成癮的民眾擅自拿藥，而延緩看醫。

失眠藥物，列數為第四級管制藥品

「鄰居跟我說，我吃的管制藥品是毒品，真的嗎？」李阿姨個性緊張，容易為小事煩惱，這天又拿著領好的藥袋來門診問我。

「管制藥品跟毒品是兩回事。」我說。

精神科許多藥物，包括抗焦慮劑、鎮靜劑、鎮定劑、助眠劑、睡眠引導劑、安眠藥等各種名稱的藥物，列為管制藥物。絕大部分屬於第四級管制藥物，是管制藥物裡最輕等級。只有極少數藥物是第三級管制藥物。

衛生部門為了管理方便，仍有部分所謂「毒品」，曾經取其療效而當做藥物使用，但因為副作用或成癮性太大而不做醫療用途，也列入管制藥品項目中。另有些曾被少數人

當做毒品濫用，後來在權衡之下仍能夠當做藥品做醫療用途的，也在其中，例如強力止痛藥嗎啡等。

所以管制藥品不等於毒品，服用管制藥品的人毋需誤以為自己是在使用「合法毒品」。政府列出這些藥物成分加以管制，主要目的在於減少誤用、濫用等危害。

這些藥物的特色在於「藥效作用在大腦」，輕效的讓人消除緊張，強效的讓人喪失意識，甚至讓人開腸剖肚都沒感覺！沒錯，手術用的麻醉藥就是作用在神經系統，也屬於管制藥物。這些藥物不管是劑量或使用方法皆需在專門場所由專業人員操作，當然需要管制！

有人會懷疑，到醫院找醫師開立抗焦慮劑或安眠藥很容易啊！醫師有在管制嗎？

當然有。試著想像，一般人要鼓起勇氣掛精神科門診，都要經過一番天人交戰了。然後掛號、等待、醫師問診、批價、領藥。到醫院一趟下來不少時間，這是環境管制的一部分。從前施行管制之前，在一般藥局能簡易購買安眠藥，不單數量很難控制，還「指名購買」特定藥品，整個過程不用查核身分，也沒有留下購買紀錄，動作快些的，從踏進藥局到取得藥品不用一分鐘。

即使是等級輕的管制藥品，取得過程越不方便，越能達到限制用量的效果。絕大部分的民眾在這樣的管制底下，都能遵照醫囑，減少濫用。

至於少數藥物濫用的患者白天也吃安眠藥，劑量還超過醫師處方，一個禮拜的藥物三、兩天就吃完，這當然要另外管制。衛生單位已經將這類型患者資料建檔，透過電腦連線提高管制措施，期待藉由更嚴格的管制標準來降低濫用比例。醫師的道德勸說不足以達到立竿見影之效，更重要的是在制度面透過行政措施讓這類型患者提高取藥門檻，有待相關單位努力。

題外話：同樣作用在大腦，少量可讓人消除緊張、多量會讓人昏睡躺平的，就是「酒」。有鑑於酒精相關危害層出不窮，應該訂定酒類買賣分級管制標準。除了現行查核身分外，啤酒跟烈酒的販售不應相提並論。任何一位成年人在街頭巷尾的便利商店幾秒鐘內就能輕易到櫃檯結帳，買到無限量、高酒精含量的烈酒。站在保護國民健康的立場，文明國家對於酒類的販售應比現況加強管制。

Q^{10} 失眠會遺傳嗎?

作息習慣是會影響、感染的,比方說父母上夜班,大人回到家睡眠習慣不佳。小孩子耳濡目染,自然也難培養良好的睡眠習慣,失眠的機率也就增加許多。

父母失眠,小孩失眠的機率也高

失眠會遺傳,但不是父母失眠小孩子必定會失眠的那種遺傳,也不是說父母血型都是O型,小孩子血型必定是O型的那種遺傳。而是說跟其他人比起來,父母若失眠的話,小孩子有較高的機率會失眠。

主因是現代醫學科技對於遺傳的研究已經越來越深入,範圍越來越廣。若要說跟遺傳完全沒有關連,很難說得通。

1950年代華生與克里克發現DNA雙股螺旋結構之後,關於遺傳的研究開始突飛猛進。從一步步解開基因密碼到基因與疾病的關連,各國投入巨大的資源研究,希望能在疾病治療上獲得更有效的進展。

剛開始科學家只找到初步的證據,證明基因與疾病之間

的關係。若某人具有A基因，可能有較高機率罹患a疾病；若另外某人具有B基因，則發生b疾病的機率增加。

然而最近研究發現，環境會影響基因活躍的程度。例如兩個人都具有C基因，但只有其中一個接觸到環境c刺激，因此C基因在這個人身上就會產生作用，就像開關被打開一樣，甚至罹患疾病。另外一個人，雖然也有C基因，但由於沒有受到環境c刺激的影響，所以C基因乖乖地存在於體內，沒有發作。

好比具有同樣基因的雙胞胎，一個經常吃燒烤、另一個飲食清淡少吃肉。當他們具有相同的大腸癌基因時，常吃燒烤的那個罹患大腸癌的機率會增加。

生活習慣VS基因因素

回到失眠，廣義的遺傳包括家庭生活習慣，家庭文化等環境因素。若一個家庭生活規律，作息正常，父母不菸不酒，小孩子失眠的機率當然較低。反之，若一個家庭父母工作經常要輪夜班，大人回到家累壞了躺在沙發上就睡著，燈也沒關，睡眠習慣不佳。小孩子耳濡目染，自然也難培養良好的睡眠習慣，失眠的機率也就增加許多。

若不只是單純失眠，還包括其他症狀如焦慮、憂鬱、精

神官能症狀，或是更嚴重的精神病等，體質遺傳的影響力更
會增加許多。這項事實一點也不讓人意外，因為內科疾病早
已有類似發現：家族性高血脂症、糖尿病或乳癌等，經常發
現同家族裡面有多位成員罹患類似疾病，甚至家族成員經由
介紹，向同一位醫師尋求專業協助，結伴返診追蹤。

　　不要氣餒！既然環境因素與家庭文化可以對基因表現有
影響，那麼只要願意在環境上做改變，自然也可以有好的影
響！改變生活習慣，將居家環境打掃整潔，睡前記得關掉大
燈，從小地方開始做起，就能有效讓體內「失眠基因」的開
關關掉，自然就能獲得一夜好眠！

Q11 注意力與記憶力越來越差，跟失眠有沒有關係？

失眠最顯著的影響，就是體力下降，其次就是注意力下降。同樣的，過度焦慮也可能讓自己在該睡覺的時間裡失眠，而使得注意力、記憶力下降。

注意力是腦力的綜合表現

先來做一個簡單的注意力測試：

這個測驗需要兩個人，一個負責看書念數字出題目，另一個是受測者，需要覆誦出題者所念的數字。下面所列數字為亂數，不具特殊意義。

念數字的人，一道題目只能念一遍，所以咬字要清楚，速度要放慢，大約一秒鐘念一個數字。答錯一題可以再有一次機會，答對的話直接跳下一題，也就是三位數進到四位數，依此類推。

392	027
4850	9283
70968	47165

| 302183 | 596072 |
| 0471293 | 8619552 |

　　很好，若能夠做到覆誦七位數字左右，代表注意力大致沒問題。一般人若能做到六位數以上，算是在正常範圍內。

　　接著做第二部分，比較困難。那就是將念過的數字倒過來念。念數字的人說「123」，受測者就要說「321」。

861	209
7438	6159
02748	42591

　　通過第二部分的人，代表注意力很好。四位數以上，可以算正常。

　　這是一種使用上相當方便的注意力測試方法，但並無統一標準，因為還要看受試者答題的狀態，反應速度，失誤率等。但基本上來說是一個好用的工具，在門診會談以及巡診住院病人時相當好用。

　　一個人可能受的教育不高，不知道美國首府在哪裡，也不知道水分子的化學式為何，但只要會到便利商店買東西，能夠理解店員找給自己的零錢數目對不對，基本上對數字都算有一定程度概念。所以這種測驗適合不同教育程度的

患者。為什麼說注意力很重要？因為注意力是腦力的綜合表現。注意力不佳，外界訊息根本無從進入腦海之中，更不用說加以執行記憶、分辨、判斷等腦功能。

降低焦慮，可以抵抗失眠

要看一個人注意力好不好，前提這個人是「意識清楚的」。所以若一個人半夢半醒、喝醉酒、身體發高燒等狀況，意識不清，當然注意力連帶受到影響。

長期失眠對注意力記憶力當然有影響。失眠對腦部的破壞很大，甚至研究顯示，長期熬夜或失眠，對腦部的影響好比酒後駕車！喝醉酒會讓意識不清，失眠也會讓人腦袋昏沉、想打瞌睡，影響到意識，間接影響到注意力。

患者另外常見的困擾是：大白天的，明明意識清楚，沒嗑藥喝酒，咖啡也喝了好幾杯，可是注意力就是無法集中，容易恍神，說過就忘。

「說睡眠障礙，其實也還好，大多都睡得著。」患者不一定都有失眠的問題，但共同的白天症狀包括全身緊繃、容易肩頸僵硬、頭暈頭痛。

通常是焦慮度太高影響到注意力。低程度的焦慮，可以提高注意力。好比努力回想某個人的手機號碼，往往靈光一

閃，用力想就居然想出來了！然而過度焦慮，卻可能窄化注意力，讓視野過度集中在某一點，別的都完全看不到。

想像一個人身處非洲草原：原本他只需要足夠的低程度焦慮來採集樹上的水果，但由於害怕凶猛的獅子從草叢裡跳出來，所以焦慮度過高，眼睛搜尋水果的效率降低，對隱藏在樹葉後的水果視而不見。過高的焦慮度，大半放在防範獅子上面，一有風吹草動，全身緊繃的肌肉馬上彈跳起來，準備逃命！

患者經常有這樣的經驗：在工作場合恍神，但電話鈴一響，整個人被嚇到！這種過高的焦慮常跟環境壓力有關，例如工作壓力、經濟壓力、人際議題、感情因素等。這些看似無形的長期壓力，對患者來說就像草叢裡面想像的獅子，隨時會撲出來咬人！工作不保、卡費付不出、長輩叨念、情人劈腿，這些都是讓患者焦慮度節節升高的原因。

失眠是一種生理現象，卻常伴隨焦慮憂鬱症狀。建議跟身心科醫師多聊聊，避免「醫師我只要開安眠藥就好」這種不夠周延的治療模式。經由醫師的深入了解病情，一一處置症狀，才能讓治療更周全。

Q12 淺眠、多夢算不算失眠？

淺眠、多夢如果會造成白天工作體力不佳，那麼可能已經是失眠的症狀。接下來要問的是，這樣的症狀多久了，補充細節可以幫助你自己或者醫生釐清如何治療失眠。

睡眠時數是失眠的參考項目之一，偏偏每個人的最適當睡眠時數因人而異，還受到身體最近的代謝狀況與年齡影響，基本上是屬於一種「動態平衡」。這個平衡讓我們白天動腦思考、晚上睡夢中大腦整理白天過於雜亂的資訊，去蕪存菁之後重新整備好整體狀況，讓大腦細胞在夜晚徹底休息之後，隔天繼續能夠使用儲存在細胞內的能量，達到工作效率。

動態平衡，尤其指的是「有進有出，生生不息」。就好比一池流動的活水，來源沒有間斷，出口未遭堵塞。池水好似一直保持同樣的容量，事實上池內的活水不斷汰舊換新。

「可是我睡覺都睡得很淺眠，周遭聲音都聽得很清楚，一有甚麼動靜很容易就醒過來。」有些患者這麼描述淺眠。

相對於這種主觀描述，科學家也發現腦波變化確有其事，人在睡眠當中熟睡淺睡確實是分成好幾個循環交替更迭。

科學家也發現，人一個晚上會做好幾次夢，只不過大多數在醒來之後很快就忘記了。失眠患者覺得經常做夢，雖然對夢境內容不一定記得很清楚，但幾乎都會覺得夢醒後的感覺「非常疲憊」。

難入睡、易中斷、早醒、淺眠多夢，這些是針對失眠現象的描述，但更重要的是這些狀況會不會影響到白天的作息，就算會影響到白天作息，是短暫偶發性的影響，還是長期持續的影響？以剛才「動態平衡的活水」為例，流入的水量跟流出的水量不是衡量這個動態平衡的唯一標準，而是以整個池子綜合考量。從大自然的觀點來看，若有這樣的一個水池，夏天可能生機豐富，水源充足；冬天落木寂寥，涓流困頓。但只要能一直持續循環，雖因應季節變化而有所不同，但也不因此而失去整體的動態平衡，那麼不是甚麼特別的問題。

好比學生準備考試，每個月一次的月考，如臨大敵，拼命苦讀。雖然消耗腦力，甚至為了熬夜念書，睡眠周期變得紊亂，但考後充分休息，重新調整，嚴格說來這種失眠並非長期狀態，也不一定需要接受治療。

又像某些企劃人員，趕案子的時候沒日沒夜，群策群力來完成企劃目標。別說失眠，還只怕一天不能有四十八小時運用趕工呢！但只要工作告個段落，能夠回家睡上三天兩夜，補足精神體力後重回工作崗位。這種因應工作型態而造成短期無法入睡，影響不大。

只不過有某些族群的人為了要求工作上更好的表現，所以想用一些更積極的方式來嚴格限制自己的作息，也經常被統稱為失眠。例如飛機駕駛在國際不同時區間飛來飛去，容易造成時差。調適困難或想省麻煩者，可能藉助藥物來讓自己能夠更精準的調整作息，克服時差。又比如說工作需求依照表排輪值小夜、大夜如醫院護理人員等，為了讓「該睡著的時間能夠獲得充分休息」，於是藉助藥物讓自己「大白天也能睡著」，有時候也被歸類到失眠患者當中。

「想睡的時候睡不著，想打起精神時沒精神」貼近失眠的定義。但失眠終究只是一種「現象」，還要搭配當時的「情境」來解釋。明天要校外教學旅遊，今晚興奮地整晚睡不著。睡不著是「現象」，而校外教學是「情境」。搭配在一起解釋，合情合理，是正常狀態。若現象跟情境兜不攏，甚至產生更多其他症狀，自然要找醫師詳細評估，看看是否有治療上的需求。

Q13 為何以前我不會失眠現在卻會？

睡得不好，有時候，不是純粹的失眠，而是伴隨著身體的疼痛或者疾病而失眠。比方說肌腱炎（媽媽手）、頸肩痠痛，都可能在夜半時間因為痠痛而導致失眠。

「醫師，為什麼以前我都不會失眠，現在卻會呢？」患者經常覺得年輕時倒頭就呼呼大睡，怎麼年紀也不大，例如三十多歲快四十歲，睡眠就開始起了變化。原本以為老年人才會很不好睡，或是睡眠時數變得很短，但自己根本就還沒有老化的感覺，居然也開始有失眠的問題。

這是健康概念上的常見邏輯偏誤：以前體能如何如何，現在卻不能像以前那般如何如何。

舉最常見的例子來說，十幾歲、二十幾歲時如果一時興起，大量運動，隔天可能起床後肌肉痠痛，甚至很多人還覺得這種痠痛是「有運動到的感覺」。過沒幾天，痠痛消失，肌力也恢復。

然後三、四十歲，偶爾大量運動，或是沒做好暖身，結

果隔天手沒力，疼痛也不易消失。去看復健科醫師，醫師說是「網球肘」或「媽媽手」，也就是肌腱炎的意思。患者不明究理，想說「怎麼我以前三、兩天就好了，現在醫師說要三個月才會好？」，不信邪，吃藥改善幾天之後又跑去運動或做家事，結果馬上復發，痛得更厲害。

這是因為受傷的位置不一樣，體能恢復的能力也變得不一樣。肌肉痠痛只是因為乳酸堆積，肌腱炎卻是軟組織受傷，不易修復，所以兩者需要恢復的時間差很多。同樣是「手痠痛」，卻有很大不同。

睡眠也是一樣道理：十幾二十歲時腦部還在發展中，大腦也算年輕，較能適應熬夜或時差影響。隨著大腦逐漸累積壓力，長時間熬夜、滑手機甚至飲酒等，都會影響腦部的睡眠系統。「出來跑的，總是要還」，年輕時累積對腦部的壓力，隨著年紀增長會漸漸顯現出來。所以保養要趁早，傷害要減少。

從睡眠延伸到精神科所著重的「心情」也是類似的健康概念：為何我小時候、年輕時很容易快樂，很容易滿足，現在卻越來越不容易快樂，越來越不容易滿足？

小時候路上得到十塊錢獎賞可以快樂大半天，青少年偶爾跟朋友聚餐唱歌也可以很滿足；長大了物質慾望卻不斷增

加，對快樂的定義也有很大的轉變：從抽象層面轉到物質追求，包括車子、房子、名牌包、國外旅遊等。

不斷滿足大腦的欲望中樞，只會讓欲望中樞越來越不容易起反應，進而要求更大的刺激引起相同的反應。好比小時候拿到十塊錢，腦部快樂中樞就會放電，但若只注重金錢本身，忽略後頭的正向鼓勵，那麼金錢就算不斷提高，最後快樂中樞卻越來越不容易放電，也就難以產生過去那麼高強度的快樂感。

所以，與其說「自己為何不能像從前那般」，不如回顧自己身體上、心情上的改變。生理層面需要仔細維護，大腦也是，情緒也是。重新調整自己對於健康的完整概念，能更了解自己，也能提升整體快樂與幸福的感受，達到健康的最高層次目標——心靈上的富足。

Q⁴ 為什麼明明我睡很久依舊很疲勞?

睡多睡久,都不如「睡得好不好」來的重要。特別是壓力大、心情差等負面認知容易影響到身體肌肉無法放鬆,即便睡了很久,都可能依舊有一股很重的疲勞感。

讓全身肌肉徹底放鬆

睡眠品質若不佳,肌肉將無法達到深層放鬆,血液循環也受到影響。就算睡得很久,反而睡醒頭昏腦脹、體力無法恢復。所以有些人會「認床」,因為身體已經適應家中床的軟硬度,承重部位如肩膀臀部能均勻分散重量,肌肉能徹底放鬆。到外地旅行或突然改睡硬木板,隔天醒後渾身肌肉痠痛、甚至肩頸「落枕」。

疲勞感除了跟肌肉緊繃度息息相關外,潛意識裡的壓力也會造成持續的疲勞感,影響甚至超過失眠現象本身!

例如家庭主婦可能早上睡醒,一張開眼睛就開始想:「又要開始準備煮三餐飯了,每天都要煮!煮得累不說,小孩挑食,婆婆還要嫌!」、「先生又說工作很忙,一早

就出門，公婆小孩都丟給我，好累！怎麼都沒人願意聽我說？」、「忙完小孩就半夜了，我根本就沒有自己的時間做自己的事啊！」

上班族心想：「又要到公司上班了，我明明已經很努力了，老闆怎麼那麼會念！讓我根本沒受到肯定！」、「低薪又沒前途，未來看不到希望，我幹嘛每天花那麼多時間做這個爛工作！」、「業績一直拉不上來，無力感好重！」

這些無望感、無助感、無價值感等負面想法會進入潛意識，又稱做「負面認知」。這種負面認知不但會造成生理症狀，還會影響情緒，進而加重疲勞感，久了衍生成慢性疲勞、腦筋渾沌、容易恍神、發呆、記性不好、說過就忘。要不是年紀還輕，不少人以為自己智力退化了呢！由於這種負面認知的影響，失眠跟焦慮症、憂鬱症經常一起併發，所以在病歷上面有好幾種診斷。

運動可以改善負面認知

要如何改善這種「我總是非常疲勞」的負面認知呢？「反其道而行」是其中一種方法。「下班後我明明已經累到快趴在地上了，但我還是有體力去慢跑半小時！」用這種「反其道而行」的信念，往往會收到意想不到的效果。

「養生就要多運動」這雖然是老生常談，卻有它實在的道理。許多失眠合併慢性疲勞的患者一聽到醫師叫他做運動，第一個反應就是「我已經很累了，怎麼有體力做運動？」，在思考上就先舉白旗投降，平白讓負面認知佔上風。

　　「沒體力跑半小時，十分鐘總可以吧？」若要扭轉負面認知，就要訂定患者可以輕鬆達成的目標。若患者依舊推辭，就將目標訂的更低，低到讓人不好意思反對的程度。

　　「我真的完全沒體力做運動了！」曾有堅持自己疲勞到連快走散步十分鐘都做不到的患者李媽媽這麼對我說。

　　「那三分鐘總行了吧？」我依照「目標低到讓她不好意思拒絕」的原則給予建議。

　　「還是沒辦法。」她斬釘截鐵地說。

　　「你拿著藥單走路到批價櫃檯批價，然後去藥局拿藥，這樣走路也有三分鐘吧？」我在門診靈機一動，這麼提出建議。

　　「這樣也對……」李媽媽不再那麼堅持。

　　當李媽媽走出診間，我趕快打電話給藥局，要發藥的藥師立即打電話轉告李媽媽，說醫生有重要的事情忘了跟她

說，要她回來醫院一趟。

五分鐘後李媽媽領完藥走回診間，問我說甚麼事。

「我要你走回來，是要你多走幾步路，看，這樣不是就是多運動五分鐘了嗎？」

李媽媽終於投降，說：「醫師我知道你的意思了，我會找時間運動的。」經過幾次回診，她開始能夠逐漸固定運動，而且慢慢拉長時間，對體力累積信心，負面認知減少，疲勞感也隨之減少許多。

Q 15 為什麼我已經運動很多卻還是睡不著？

外在的運動可以消除緊張焦慮感進而改善睡眠，但是當你的腦袋一直處於思考的狀態，反而容易睡不著。因此，懂得放鬆、放下工作，再加上運動的效果，一定能夠讓你一夜好眠。

門診偶爾會遇到一種「拼命三郎」的失眠患者，為了讓晚上睡眠品質改善，每天運動兩個小時，從不間斷。說也奇怪，明明已經消耗那麼多卡路里，慢跑變成馬拉松，怎麼還是晚上睡眠品質不夠好？

這天來的是一個四十歲的陳先生，資訊公司主管，每天規律健身一個半小時，主訴長期失眠。

「醫生，我晚上腦筋一直轉，老是想到公司的事情。有人建議我多做運動，所以我拼命健身。但狀況好像都差不多。」

「你都甚麼時候健身？」我問他。

「我家裡頭有健身器材，每天晚上九點半運動到十一

點，結束後洗完澡就上床睡覺。」運動已經成為他的標準作息，而且從他的語氣中聽起來，應該是紮紮實實地運動九十分鐘，沒有灌水嫌疑。但我回顧他的總睡眠時數，其實並沒有嚴重失眠的問題。

「你是不是有點完美主義？工作上也很注意細節？」看到他拼命三郎的態度，我想他個性是謹慎型的人。

「是啊！你怎麼知道？」陳先生的反應很驚訝。

這類型的人很喜歡替自己訂定各種執行標準，做事也有很多「眉眉角角」，然後拼了命的去達成自己訂下的目標。

這種個性本身是個優點：自我砥礪、時刻檢討；百尺竿頭、更進一步。遇到困難與挑戰，便會不斷告訴自己「努力是成功唯一的路」，一遍不成，就十遍、百遍，拼到成功為止。

但這其中隱藏著邏輯上的偏誤。

第一個邏輯偏誤是：人沒有做不到的事。凡事都有其限制，人也絕非全能。認為努力就可以達成一切，顯然這種想法過於誇大。難道這些「拼命三郎」自己不知道嗎？他們其實是知道的，只不過他們輕信別人的話。這個別人可能是老闆。因為老闆總說：「這個月業績要成長三倍！只要肯努

力，你一定做得到！」把不可能的任務說得活靈活現，近在
咫尺。老闆激勵下屬，提高目標期望值，原本無可厚非。但
拼命三郎由於內心深處缺乏自信心的緣故，所以即使能力卓
越，卻全盤接受老闆的「夢幻目標」，內心其實是希望受到
老闆的肯定與鼓勵。拼命三郎忘了，「與其自信從他人那邊
獲得，不如從自己內心發出，這種信心才可長可久」。

　　第二個邏輯偏誤是：否定運氣的存在，而認為事情成
敗只跟人有關係。失敗了，是自己能力不足；成功了，就希
望自己能繼續保持。事實上，很多事情大部分是取決於運氣
的。舉例來說，某個汽車銷售員阿金每個月平均能賣10台汽
車，過去三年最好的業績是15台，最差是3台。若這個月他的
業績很不幸是4台而已，那麼下個月的業績很容易改善，因為
過去的平均是每個月10台車，而過去三年只有一次比這個月
業績糟糕。反之，若這個月業績14台，同理，下個月業績衰
退的機率較大。若阿金否定運氣的存在，總是認為這個月4台
業績純粹是自己不夠努力，所以拼命加班，遇到客戶就賣力
推銷。結果業績果然成長，就覺得上個月4台車果然是自己不
夠努力的關係。但從數學常模來看，就是往平均值靠攏的合
理預測，經過推敲得來的機率罷了。

　　第三個邏輯偏誤是：負面思考。拼命三郎即使達到自
己訂下的高難度目標，卻絲毫不以為滿足，反而因為這一次

的進步回過頭來自責自己上次怎麼沒有這次好。明明是不斷進步，從一百分進步到一百二十分。卻只看到自己這次一百二十分，上次怎麼少拿二十分。這些負面思考就像已經過熱卻越轉越快的引擎一樣，最後機能耗竭，再也無法運作。

「你已經做得很好了，但要繼續努力運動。」我這麼鼓勵陳先生。「藥物只是輔助，你備用就好。」雖然拼命三郎的個性有些邏輯偏誤，但整體來說是幫助他工作順遂的助力之一。

「真的嗎？太好了。」陳先生再次得到他人的肯定，稍稍獲得些許安慰。

「我建議你持續返診，直到睡眠改善許多。」在後來幾次門診中，我在聊天探查病情之中，給予陳先生情緒支持，逐漸培養他的自信。漸漸的，他增加自我肯定，不再那麼苛求自己，對失眠的抱怨也減少許多。

Part 2

消除失眠煩惱，
你要這樣做

失眠問題可大可小，輕則補眠就可以恢復
體力，重則可能影響腦神經，導致身體內
分泌系統出問題。即刻開始求診治療，一
步一關鍵，讓你在求助門診時，也能先行
自我改變生活習慣。

Q¹⁶ 我是否需要到睡眠中心做檢查？

我們往往知道自己可能失眠了，但是始終無法確切知道是什麼樣的因素，阻礙到睡眠品質導致失眠。睡眠中心分工細，整合不同科別共同診斷，可以提供最完整的檢查與建議。

睡眠中心檢查項目

遠比讀者想像中有更高比例的民眾有睡眠問題。其中一部分是失眠，其他部分包括睡太多、猝睡、打鼾等，都整合到睡眠專科底下。因此各大醫學中心的睡眠中心如雨後春筍般出現，整合不同專科醫師，包括精神科、神經科、牙科、耳鼻喉科、胸腔內科等醫師來共同協助診斷各階段的問題，研讀檢查報告並提供建議。

檢查包括腦波、肌肉電位、眼球轉動頻率、呼吸空氣流量變化、血氧濃度等，檢查方式大部份屬於非侵入式檢查，在頭皮、眼皮或皮膚上貼上各種感測器，透過微電腦儲存資料在晶片裡，睡好隔天存入電腦中判讀。

當然也有人工檢查的部分，包括睡眠錄影、鼾聲測試

等，由專人觀看患者整夜睡眠情形，是否有特殊異常像夢遊、呼吸中止、睡姿睡相等特殊動作。

看到這裡，也許有些患者覺得有些不自在。花大把鈔票到睡眠中心做檢查，身上貼一大堆儀器，本來就已經睡不好了，還要讓別人研究自己打鼾的不雅睡相，這樣應該睡得比平常更差吧？

這跟檢查的邏輯有關：睡覺沒問題的不會特別花大錢到醫院睡一晚，想花錢的不如去度假飯店睡一晚還比較開心。睡覺有問題的這群患者「原本就覺得自己睡眠有問題」，折騰許久結果研究報告內容很多，最後簡單告訴你：你睡眠有異常。

可整合失眠患者的睡眠評估

如果下巴短的、鼾聲大的患者，可能有呼吸中止等問題，間接造成腦部慢性缺氧，嚴重影響睡眠品質。胸腔科醫師可能建議使用連續正壓呼吸器等呼吸治療器材。雖然剛開始可能覺得戴著面具睡覺有點奇怪，加上機器馬達運轉的聲音，同床的人可能嫌吵。但若讓符合適應症的患者使用，效果不錯，值得一試，甚至可能在不需要藥物輔助的狀態下大幅改善睡眠品質。

呼吸道問題如鼻中膈彎曲造成慢性鼻炎影響呼吸，進而影響睡眠等，由耳鼻喉科醫師協助評估。口腔外科部分則可由牙科醫師協助。

特殊神經系統問題則讓神經內科醫師進行相關腦神經影像及神經學症狀檢查。

各項症狀尚不嚴重，但已經實際影響睡眠品質者，其實還是佔睡眠障礙患者的大宗。這由精神科團隊協助評估，轉介心理師或睡眠治療師，除了進行睡眠評估外，還能對情緒及認知行為進行引導與修正。

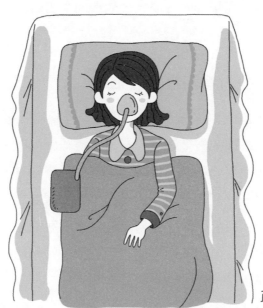

正壓呼吸器

科技發展至此，雖然未臻完美，但睡眠中心已經開始發展資訊整合，讓患者多一項診斷與治療的選擇。睡眠中心有各領域專科醫師共同彙整資料，但大部份失眠患者的睡眠問題最終還是需要由自己產生改變，如改變睡眠習慣等，才能真正有效，避免單純依賴藥物。

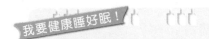

認識正壓呼吸器

　　正壓呼吸器CPAP（Continuous Positive Airway Pressure）正壓呼吸器是一台微電腦控制的打氣機，另外一端是像氧氣面罩的蓋子，讓患者在睡眠時罩住口鼻使用。

　　由於持續維持正壓，因此在吸氣吐氣之間呼吸道不至於因為壓力不足而塌陷，能讓空氣保持流通順暢。

　　雖然機器運轉稍有噪音，蓋子罩住口鼻也不舒服，但若針對需要的患者，使用後反應經常是大大改善睡眠，相當滿意。

　　因為再怎麼噪音，都比長期因呼吸道塌陷而腦部慢性缺氧來得好太多。

Q¹⁷ 我只是失眠，為何醫師開立抗憂鬱藥物給我？

失眠不等於憂鬱症。而抗憂鬱劑能夠提升腦部血清素的濃度，讓情緒中樞的化學物質恢復平衡，進而穩定情緒。

　　現在網路資訊很發達，具有求知慾的患者會將醫師開立的藥物一一上網查詢，但往往查到越多資訊，疑惑越深。在治療失眠的患者之中，經常聽到的問題是：「我只是失眠，為何醫師開立抗憂鬱劑給我？」更有甚者，有的患者居然發現自己吃的是「抗癲癇藥物」、「抗精神病藥物」，更是滿頭霧水。

藥物就是作用在腦部

　　首先要強調一個觀念：「精神科是腦科。」換言之，精神醫學是從腦功能為出發點，進而探討各種疾病分類。因此精神科的治療，無非也就是想要改善腦功能。治療當中若需要使用藥物，那麼藥物就是作用在腦部。到社區跟阿公阿嬤衛教時，我總是強調：「精神科藥物不是吃心安的，是吃到腦部作用的！」

所以任何症狀，精神科醫師都是從腦部功能來理解的。舉一個嚴重的症狀：聽幻覺。若有患者聽到栩栩如生的幻覺，聲稱是有鬼在跟自己說話，精神科醫師便會猜測這名患者腦部的某種化學物質起了變化，影響到患者的腦功能，才會產生這種聽幻覺症狀。

　　邏輯上，精神科醫師就是從腦功能為出發點。但不代表跟其他觀念互相排斥，純粹就是思考邏輯的差異而已。以上述聽幻覺為例子，那名患者本人以及他的家屬，都堅持相信「是多年前的女鬼一直糾纏他所以現在才會聽到女鬼的聲音」。我並不完全排斥這種解釋，只不過醫師所受的是現代精神醫學訓練，而非民俗靈學專家，既無跟幽靈溝通的能力，也沒學過施法驅魔。假設我個人相信因果輪迴說，但由於患者跟家屬是來到醫院掛號求醫，為的是相信白袍所代表的現代精神醫學理論，而不是單純醫生個人的宗教觀或民俗論調，因此當然還是要從基本的腦功能理論為出發點，推斷症狀、給予治療。

抗憂鬱劑，提升腦部血清素濃度

　　腦功能產生變化，失眠是重要症狀之一。腦部的神經傳導物質種類眾多，分門別類屬於不同種類藥物。抗憂鬱劑，其中很大一部分是能夠提升腦部血清素serotonin的濃度。所以

當你看到藥方中有這類藥物，就知道醫師是希望提升你腦部的血清素濃度，進而改善症狀。至於為何這類藥物要定名為「抗憂鬱劑」，是因為藥物歷史沿革的緣故，一開始這麼定名，後來就一直這麼定下來了。就好比許多躁鬱症患者所使用的藥物valproic acid，一開始是有抗癲癇發作的功能，因此被歸類在「抗癲癇藥物」項目裡頭，後來發現這種藥物對於躁鬱症患者的情緒穩定部分有很大幫助，因此拿過來使用。再次強調，此藥同樣是作用在腦部，讓情緒中樞的化學物質恢復平衡，進而穩定情緒。

所以藥名只是提供當作參考，主要目的是改善腦功能，進而改善相關症狀，例如失眠。

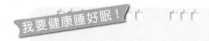
我要健康睡好眠！

認識血清素

　　血清素是大腦裡很重要的化學物質之一，其中一個任務就是讓腦神經細胞彼此能夠溝通訊息。目前研究發現許多失眠，壓力大，甚至焦慮症及憂鬱症的患者體內的血清素濃度偏低。間接影響到注意力，記憶力等腦部高階認知功能。因此改善失眠的多種治療方法裡，其中一項就是使用藥物來增加血清素作用的數量，間接地改善相關症狀。

Q18 睡眠呼吸中止症算不算失眠？

失眠除了是一種疾病之外，往往也因其他的疾病影響而導致失眠。其中，睡眠呼吸中止症，不僅導致呼吸不順暢，更可能引起心絞痛或心律不整。

睡眠呼吸中止症，顧名思義，就是睡眠當中呼吸會中斷，甚至長達十秒鐘以上。好不容易吸進下一口氣，有點醒，翻過身手動腳動，然後迷迷糊糊又睡著，鼾聲大作。整晚都這樣，想必睡眠品質不會太好。長期下來，越睡越累，黑眼圈明顯，精神不濟。

但這種人常常睡眠時數不短，不但不覺得自己失眠，反而認為自己睡太多，只不過怎麼睡都睡不飽。

枕邊人可清楚得很，因為鼾聲實在太大，突然中斷，整個臥室好像突然全都安靜了下來。剛開始不熟悉時還會想去摸摸患者的鼻孔，看是不是突然就「沒消沒息」了。

肥胖、高血壓，是睡眠呼吸中止症高危險群

睡眠呼吸中止症患者有相當比例體重過重，脖子粗短。

有些患者合併一些代謝或內科疾病，從常見的糖尿病到較少見的甲狀腺功能低下，還有高血壓等。

睡眠中止時，血中氧氣濃度直線下降。心臟若本來就不好的，由於心肌缺氧的關係，可能引起心律不整或心絞痛。

睡眠呼吸中止症的原因大多數跟呼吸道相關，可能因為先天呼吸道構造較為狹窄，或是肥胖引起口咽部通道在躺睡姿勢時受到擠壓而變得狹窄。呼吸道堵塞，就好像短暫窒息一樣。

正壓呼吸器能夠幫助典型症狀的睡眠呼吸中止症患者，讓呼吸道不致塌陷。患者在經過機器調整後終於能夠睡飽，可能覺得「從來沒有睡得這麼好過」！

經由手術「改造」口咽呼吸道是較少見的做法，一般人聽到要開刀也都退避三舍。通常在頭部嚴重外傷，放射線治療過後造成的特殊呼吸道狀況，才有可能考慮這種方式。

家人協助、個人意志，同等重要

若是因為體重過重而影響，那最健康也最根本的方式就是減重。偏偏對許多人來說，減重反而是最困難的挑戰。

這時家人的協助變得很重要：烹調及飲食習慣的調整、

減少外食、少油少鹽、減少到大賣場購買大分量零食。一人減重，全家健康。陪著患者到門診就醫，讓醫生追蹤記錄患者體重，順便叮嚀幾句，長期下來終究會開始產生改變。

遇到戒菸戒酒的患者，經常聽到家人說「這要靠你自己的意志力」！這句話對一半：個人意志力固然重要，但家人的支持可以強化個案的意志力。

以酒癮患者為例，患者偷喝酒，家人發現而破口大罵，於是患者停喝兩天——這讓家人誤以為破口大罵是一個有效的方式。反之，若今天因為颱風天（我確實遇過的）交通中斷而無法外出買酒喝，居然就被迫戒酒兩天，家人也不會給予鼓勵，因為「本來就不能再喝了」這種理所當然的想法。患者也因為缺乏鼓勵，戒酒動機自然不高。

另外一個同樣邏輯偏誤的例子，是教育孩童的方式，在我擔任兒童青少年精神科總醫師訓練時偶爾會遇到這樣的老師或家長。假設孩童今天考了第一名，給予鼓勵；成績最後一名的孩子，給予懲罰。然而，大部分的班級，第一名的孩童不會一直都第一名，而是成績好的「輪流」當第一名；相對的，最後一名的孩童也不會一直都最後一名，而是成績落後的幾位「輪流」當最後一名。若只獎勵第一名，懲罰最後一名，那麼容易產生邏輯偏誤：獎勵無效，因為上次獎勵第

一名，結果這次名次下滑；懲罰有效，因為上次懲罰最後一名，這次果然名次進步。

從睡眠呼吸中止的減重計畫，提高酒癮患者戒酒動機，孩童教育方式，可以看出家人的支持很重要，同時避開邏輯偏誤，強化正向鼓勵等，都是需要注意的細節。這些細節，在心理諮商及認知行為治療當中，都可以跟醫師或心理師討論。精神醫療團隊經過訓練，容易探查這類邏輯偏誤，提醒患者及家人，最後修正行為，產生好的改變，是可長可久的非藥物治療模式。

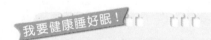

我要健康睡好眠！

睡眠呼吸中止症

　　睡眠呼吸中止症主要是指睡眠當中，多次因為某些原因造成呼吸道狹窄甚至完全停止呼吸十秒鐘以上，這時血液中氧氣濃度下降，心跳有變化，血壓可能升高。這時會看到患者有點燥動，甚至有點快要醒來的樣子。之後可能翻個身，呼吸道恢復暢通而再度睡著，只是隔天醒來睡眼惺忪，感覺根本沒睡飽。

　　睡眠呼吸中止症可能跟某些特徵有關，包括打鼾，肥胖，呼吸道先天狹窄，下巴短等。

Q 19 我該如何計算自己的睡眠時數？

別以為躺在床上準備睡覺，就是開始睡眠了！智慧型手機現在往往成為普遍大眾失眠的主要原因之一，因此將就寢時間固定後，就把手機放一邊，進入夢鄉，以好掌握入睡時間。

　　每個人需要的睡眠時數都不太一樣，最重要的是「睡眠品質佳，起床精神好」。若一個人每天勉強躺在床上八個小時，但白天精神不佳，注意力不集中。要發揮工作效率，人覺得很疲憊；讓他找地方暫時充電，身體跟大腦都無法徹底休息。日積月累，整個人渾渾噩噩，雖然睡眠時數看似足夠，實際上是嚴重失眠患者。

　　單就睡眠時數計算，從就寢開始。「就寢時間」就是做完洗臉刷牙，躺在床上眼睛閉起，手機電腦都關機或靜音的時間。許多民眾在第一步就遇到困難：因為手機永遠沒有關機，就算沒玩手機，別人傳來的LINE簡訊或朋友的社群網頁更新都會發出叮咚一聲，還沒睡著的往往就爬起來看個簡訊再繼續睡。嚴格說來這不算就寢，充其量是「躺在床上休息」。更不用說有些人睡前滑手機滑到睡著，真正睡著前手

指頭沒停過，眼睛也未曾離開過螢幕，這同樣不算就寢。若是習慣更差的，根本沒有進臥房，半躺在客廳沙發上面看電視，看到打瞌睡燈也沒關睡到半夜的，不在少數。

就寢時間

所以治療失眠首先要將就寢時間固定。然後隔天起來，大約推測自己模糊睡著的時間。若是睡眠沒有問題的人，大約十五分鐘左右會順利睡著。白天勞累些的，甚至五分鐘之內就進入夢鄉。因此這個推估，主要是針對那些失眠患者，睡不著在床上翻來覆去，然後注意時鐘已經多晚。大約就是「最後一次看到時鐘的時間」當作是實際睡著的時間。

接著注意半夜是否有醒來上廁所、還是有被居家周圍噪音吵醒？有人睡眠中段乾脆起來到客廳看電視的。一般來說，若半夜醒來，十五分鐘內可以回到床上繼續睡著的，不會有大礙。有些老年男性患者因為攝護腺肥大等問題，每晚要下床尿尿好幾次，但都能繼續睡著，這樣還算可以接受。嚴重的是爬起來吃東西看電視，兩、三個小時精神很好，做其他事情的，要重新入睡恐怕已經快要天亮。

醒來時間

再來是醒來的時間。這大部分發生在中老年人身上，

年輕人沒有睡眠問題的,大部分醒來就急著準備上學上班,所以醒來就跳下床。但很多中老年人早上很早就睡醒,但由於很多因素,例如冬天寒冷或是天還沒亮,所以選擇繼續躺在床上,甚至夫妻兩個人都醒了,躺在床上聊天,順便做些肢體伸展操,活動筋骨。甚至有些復健醫師建議中老年人醒後不要馬上跳下床,先在床上做些伸展操,避免急急忙忙下床,心血管系統還在睡眠狀態,造成姿勢性低血壓,突然站起的後果,眼前一黑、一陣暈眩,有人因此跌倒,麻煩就大了。

最後是實際下床的時間。這是字面上的意思,就是下床的時間點,開始準備一天的活動。

午休時間

另外一個重點是午休時間。有人午休乾脆就睡個午覺,午覺除了時間長短之外,還分有沒有睡著,趴著睡還是躺著睡。遇過不少老人家午覺一睡就睡兩個小時的,夜眠自然較短。

接著開始補充細節:老人家要看白天活動的情形,會不會整天坐在沙發上還打瞌睡?上班族是整天坐著,還是到外頭跑業務?

光是計算睡眠時數，大約需要記錄這些細節。平日假日會略有不同，夏季冬日也會有所差異。特殊狀況如行動不便坐輪椅或臥床患者，還有內外科住院等，都會讓這些日常紀錄有變化。更不用提日夜輪班，或應酬夜遊、喝酒跳舞等活動，對睡眠造成的影響。所以若能針對睡眠時數稍微紀錄一下，提供醫師做參考，將更能針對睡眠狀況，調整治療方式。

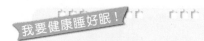

我要健康睡好眠！

固定就寢時間

　　固定就寢時間非常重要，無論你是早班、夜班、或者輪班者，只要按照一般日班上班族的工作時間，吃飯時數、休息時數、睡眠時數進行調整，都可以將失眠問題改善。特別是輪班的朋友，如果能夠安排白天時間進行一些活動，將提升你夜晚的睡眠品質。

Q²⁰ 我的工作需要日夜輪班，應該怎麼睡？

日夜輪班也可以仿照一般上班族的上下班時間方式，而非一回家吃完飯倒頭就睡，不僅容易引起胃食道逆流，更可能使得自己無法轉換上班、休息時間，而導致失眠。

「最近睡不好，腸胃科醫師還說我有胃食道逆流。」三十歲的阿金是科學園區的作業員，日夜輪班，做二休二。在這不景氣的大環境底下，工作算是穩定。夜班加給跟各種福利算起來，薪資還不錯，也穩定做了好幾年。

「你夜班工作幾個小時？幾點到幾點？」我問他。

「大夜班的話，是晚上十點到早上八點。」阿金似乎對自己的作息早就習慣，他卻忘了自己是因為失眠而來我門診的。

「你是不是下班回家很累，吃完早餐後倒頭就睡？」我問他。阿金很驚訝我怎麼知道，但這其實是日夜輪班的失眠患者常見的問題。

人無法長期適應日夜顛倒的輪班生活，不單因為生理構

造的限制，主要是因為人是群居的動物。剛開始或許還感覺能夠慢慢適應，日子久了毛病都慢慢顯現。

輪夜班的人要特別注意作息調整。如果是幾乎日夜顛倒，那麼最好模仿正常上下班民眾的作息。例如阿金夜班是晚上十點鐘到早上八點鐘，那麼他的作息應該依照一般上班族早上十點到公司，晚上八點鐘下班離開的模式作轉換。

一般上班族晚上八點鐘下班，回到家九點多吃完宵夜，並不會馬上就寢。可能利用一些時間跟家人互動、上上網或看電視，將近十二點才睡覺。

另外，若是固定晚上八點下班，那五、六點鐘應該先吃些東西墊胃，宵夜分量反而要少些、清淡些，才不會造成腸胃負擔。阿金的胃食道逆流，大半是下班後才吃東西，吃飽馬上倒頭就睡，長期下來造成的腸胃毛病。

阿金聽了我的建議，看起來有點勉強，他說：「我早上回到家都沒人，太太已經上班，三歲的女兒也已經送到安親班。我如果回到家就睡，九點半睡到五六點鐘，醒來後女兒也回來了，可以跟她說說話，玩一玩再出門。如果我照醫師您的建議，快中午才睡，我睡醒就要出門，我女兒卻準備要睡覺了。」阿金很疼他三歲的獨生女，每天跟女兒的親子互動時間總是帶給他很多快樂。

「是啊,沒錯。所以你要知道,雖然輪夜班的待遇不錯,但代價很大,除了身體健康,還包括跟家人相處的時間。要尋找平衡點相當不容易,從這些代價看來,待遇應該更好才是。」前段所說的「人是群居的動物」,指的就是跟家人朋友的互動時間,經常因為輪夜班而被犧牲掉。不然就是阿金的女兒為了跟他有多些親子分享的時間,從小就開始習慣晚點睡。「晚睡」或「日夜顛倒」的家庭習慣,影響每位家庭成員,相當於廣義的遺傳,那麼同一個家庭裡面有多位失眠也不令人意外。

「我的意思不是要你換工作,而是要做好生涯規劃。這幾年為生活打拼,輪夜班是不得已。若要經年累月都這麼幹,恐怕要多想想。」我這麼告訴阿金,是因為在漫長的訓練過程中,從實習醫師、住院醫師到資深住院總醫師至少要有五年以上,把值班熬夜當作家常便飯。每位醫師,不分科別,都要熬過這一段。因此特別能夠體會輪值夜班、通宵熬夜、體力透支及作息紊亂的感受。

「好吧,我會多想想。」阿金離開門診時若有所思。幾個月後,他調職到白班為主的部門,只有偶爾需要輪值夜班。飲食作息也開始調整,整個人氣色變好,睡眠改善,胃食道逆流的症狀也不藥而癒了。

Q²¹ 我是夜貓子，應該怎麼睡？

無論是否日班或者夜班，適當、規律的光照，有助於作息調整。因此，若上夜班，能需要把握下班後，曬一曬太陽。

小芬打扮入時，幾天前才剛滿二十歲。過去因為長期失眠在多家診所到處拿藥，來到我門診時，一開口就要求最高劑量的安眠藥。我看她帶來的藥袋，甚麼科別都有，就是沒看過精神科。

「剛開始我朋友拿這個給我吃。」小芬指著一個白色的藥丸。「剛開始有效，後來藥吃到三顆也睡不著。後來醫師又開這種給我。」這次她指著藍色藥丸。「我卻越來越難睡，也越吃越多。本來醫師開給我早中晚還有睡前吃的，我一起在睡前吃。」

「你有想過調整你的作息，盡量在白天活動嗎？」我問小芬，是詢問，也是建議。

「我是夜貓子，是夜行性動物，只是白天睡不著而

已。」小芬理所當然地回答。

日照可改善睡眠品質，我告訴小芬：適當而規律的光照對大腦很重要，生理時鐘也是依照光照、氣溫等大自然的變化來調整。輪夜班的人長期沒有接受陽光照射，白天都拉上窗簾睡大頭覺，靠意志力強迫生理時鐘適應表排作息。年輕時大腦的彈性比較大，然而這種負擔長期累積，最後還是會出問題。夜市擺攤、或店家是從傍晚開到半夜的，多是屬於這種情形。

久坐辦公室或是工作場所在地下室的人，由於只接觸到人造光源如日光燈等，大腦接觸到的光照不足，皮膚也無法吸收適當光線製造維生素D，進而影響鈣質吸收，骨質脆弱。而且室內光線不足的話，頭腦昏沉，加上空氣流通不足，會短暫地在上班時打瞌睡，打瞌睡都睡飽了，晚上更睡不好。

少數從事市場買賣、批發魚貨蔬菜、或開設早餐店的民眾，凌晨兩、三點就醒，一路忙到快中午才能準備休息。這反而較貼近古早人們的生活型態：「日出而作、日落而息」。這些民眾的失眠困擾，常是「準備休息時沒辦法睡」。要在正午連睡數小時，當然有困難，因為中午休息只是午睡，應該盡量壓縮到半個小時左右。若一不小心睡兩、三個小時，傍晚才醒來，等到晚上八點多就準備要再睡，當

睡，當然容易入睡困難。

便利商店的興起，讓習慣夜生活的民眾能夠更方便進行生活瑣事。過去繳交水電費、寄送物品、金融轉帳都要等白天郵局銀行開門才能進行，現在網路轉帳、超商取貨等相當方便，看似取代白天才開設的機關。然而，失眠人口卻越來越多。由此可推測，方便可以節省部分時間，卻無法強制改變大腦內建的生理時鐘。

接觸刺激性物質，會影響大腦休息時間

習慣夜生活的人，也經常接觸到菸、酒等刺激性物質，夜貓子也大多在室內空氣較不流通的地方活動。這些環境跟物質都會讓大腦接受不必要的刺激，真正重要的新鮮氧氣供應卻不足。智慧型手機人手一支，在KTV、夜店等光線昏暗的地方滑手機、傳LINE，好像長時間在漆黑的房間裡雙眼直盯LED手電筒，容易頭昏眼花，影響視力不說，也會刺激腦部電位不正常變化，大腦該休息的時候停不下來，要集中注意力卻也精神渙散。

「沒有人是真正的夜貓子。人就是人，不是貓。你看過貓失眠的嗎？」我告訴小芬：「你藥越吃越多反而越沒效，不如不吃。同樣睡不著，減少藥量至少能降低藥物代謝對身

體的負擔。釜底抽薪之計還是調整生活型態，藥效才能真正發揮效果，生理時鐘也符合正常型態。」

　　小芬因為種種因素，無法立即改變目前的生活型態。但心理學家做過研究：訊息不斷重複，潛意識會慢慢接受這些訊息，即使初期可能效果不大，累積下來也能有改變。所以我不厭其煩地向她「打廣告」，賣力推銷「健康生活概念」，相信日積月累，還是能夠有所成效。

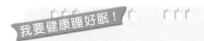

日光影響新陳代謝，也影響睡眠

　　日照跟生物晝夜節律息息相關。晝夜節律影響體內新陳代謝，包括電解質調整，賀爾蒙變化跟其他生理反應。

　　舉個例子就是白天血壓較高，夜晚較低。其中一種賀爾蒙：由腦部松果體分泌的褪黑激素（melatonin）據信跟睡眠相關，而松果體機能正是受日夜光照影響。因此，日照跟睡眠息息相關。同時光療法也是季節性憂鬱症的治療方法之一。

Q²² 喝酒助眠行不行？

喝酒只是讓大腦暫時的「停工」，停止接受外在訊息，而非讓大腦深沉的休息。其實，喝酒傷肝又傷腦，不只無法治療失眠，更可能會造成其他內科疾病。

助眠不成，傷肝更傷腦

阿國睡前習慣喝兩杯，冬天喝了身體暖和，容易入眠。夏天喝了冰啤酒、頭暈暈很好睡。旁人勸他少喝兩杯，阿國總是回答：「每天喝點小酒對健康有益處！報紙寫的！」甚至還另外補充說：「我都有定時去做肝功能檢查！肝指數都正常！」阿國甚至顯得有些得意洋洋。

到底喝酒助眠行不行？答案是：長期飲酒，無法幫助睡眠，傷肝更傷腦！

喝酒傷肝，從肝硬化到肝腫瘤風險，胃潰瘍胃出血，酒害引起的內科疾病不勝枚舉，在此簡單帶過。

但喝酒傷腦？怎麼說？將我們的大腦比喻成一個大城

市，白天銀行、股市開張，活絡經濟，生機蓬勃，這是大腦意識清醒的狀態；夜晚看似喧囂沉寂，大部分商店都關門，但別忘了！清道夫開始出來掃街，清潔隊員開著垃圾車清運，灑水車替花圃澆水。大腦利用夜晚睡眠時進行重要性的工作，大腦這個大城市日夜各有不同人馬各司其職，任何部門無故停擺，都會讓城市髒亂、績效不彰、草木枯萎、臭氣薰天。

酒精就是這樣讓大腦停工。根據研究，大多數藥物都有其對應的生理接受器，就好像對應到大城市裡頭的某個特定部門：類固醇會關閉城市裡頭的消防隊，讓緊急救火的發炎反應停止；退燒藥只關閉城市裡頭的火災警報器，讓發高燒的體溫降下來，消防隊依然賣力救火，不受到抑制。酒精則沒有單一對應的生理接受器，而是造成全面性廣泛的影響。好像是突然廣播，讓全城市裡頭的人都馬上放假！證券交易所休市、銀行拉下鐵門、消防隊員換下制服、垃圾車停在路中央。整個城市所有活動暫停！

旁人看起來，好像喝了酒呼呼大睡，但醉倒的大腦並沒有進行資訊整合的城市清潔與修復，反而是全面停擺。不妨想像一下：若一個城市動不動就全體放假，風和日麗也來放「颱風假」，自然行政效率低落，長期下來市政岌岌可危。

喝酒可能心情低落，並加速日後失眠情況

酒精對大腦的長期影響除了失眠，還容易讓心情低落，想快樂也快樂不起來，果真「借酒澆愁愁更愁」，因為大腦被酒精泡壞了。

阿國振振有辭，不甘示弱地說：「我喝的是藥酒！保養用的！」這是因為阿國忽略身體受到影響的事實，斷章取義地採信不夠完整的廣告宣傳。

藥酒也是酒，無論其藥材的功效為何，裡面的酒精對身體將造成同樣危害。至於某些資料指出適量紅酒能增快心跳，促進血液循環。這某部份正確，但阿國喝的是高粱烈酒，酒精濃度高出紅酒許多。飲酒量也遠遠超過建議量。每日酒精攝取量不應超過一杯100CC左右的紅酒，大約是養樂多一瓶的容量。

至於阿國所聲稱的「健康的肝功能」，其實他只是聲稱「肝指數正常」這件事而已。人體肝臟重量約一公斤多，算是體積很大的器官。一部分受損，其他部分的肝臟會加倍工作，彌補壞掉部分所代謝不完的毒素及生理廢物。因此，若不是肝臟整體機能壞到一定程度，肝功能指數可能依舊正常。就是「肝功能指數正常不一定沒問題，肝功能指數過高則一定有問題」。僅因肝功能指數還停留在正常範圍，就當

作是繼續飲酒的藉口，這是掩耳盜鈴，不願承認已經酒精成癮的事實。

　　阿國不願自己的大腦城市堆滿垃圾，於是決心接受藥物治療，再接再厲，努力戒酒！雖然短時間尚未完全戒除飲酒習慣，但飲用量開始下降，減少大吃大喝應酬，整個人開始變得清爽起來。因此，藉酒助眠並非好方法，不如藉由運動讓自己的身體放鬆，以利入眠。

Q²³ 失眠需要治療多久？

治療失眠主要分成三大階段，第一階段改善睡眠時數與睡眠品質，第二階段規劃患者的日間活動，第三階段減少藥物的依賴與使用量。

第一階段：改善睡眠時數

　　治療失眠分幾個階段：第一階段著重改善睡眠時數與睡眠品質。道理很簡單：既然晚上睡不好才去找醫生，治療好一陣子都還睡不著，表示根本沒有達到初期治療目標。這個階段至少要花費數週左右。有患者才睡好兩三天，初步改善而已，就急著自行停藥。這樣幾天睡好，幾天沒睡好，其實跟原本失眠情境一模一樣。許多患者長期失眠但未曾接受過治療，以為自己「每天都睡不好」。詳細一問才發現其實偶爾也會睡得著，失眠困擾主要在於「睡眠不穩定」，所以初期目標放在「規律而良好的高品質睡眠」。

第二階段：多安排日間活動

　　第二階段要開始修正患者本身的睡眠不良習慣，重新安

排日間活動。少運動的要督促多運動，作息不規律的要鼓勵他多計畫安排生活。這時候就開始有許多患者「卡住了」，認為自己不可能改變原本舊有的生活習慣，於是讓治療在這個階段停滯不前。這時醫師從旁給予支持，深入了解患者日常作息，給予改變生活習慣的建議。

曾有患者說因為要照顧家中長期臥床的老人家，搞得自己精疲力竭，並認為「只有自己照顧，所以現在完全沒有可以休息的時間，以後也不會有可以休息的時間。」這種認知上的偏差。因為她長期累壞了，無法思考有任何休息的可能。門診追蹤一段時間之後，老人家身體好轉，夜咳改善，併發感染也變少，因此照顧老人家不需要耗費原先那麼多的體力，晚上睡眠逐步改善。這時就順勢將藥物重新調整，進入到下一階段療程。若對患者的了解不足，不了解患者的失眠跟老人家的健康狀況息息相關，就無法把握機會在關鍵時機將治療推展到下階段。

第三階段：減少藥物使用量

第三階段是盡可能減少藥物的使用量。這個階段需要循序漸進，避免躁進。許多患者長期失眠，甚至併發其他症狀，好不容易將藥物調整好，睡眠也改善了，卻因為錯誤的觀念貿然停藥，所有藥一概不吃！結果前功盡棄，一切重新

來過。減藥有分步驟，依照不同藥性，分次序一一減量。

　　失眠治療其實有完整療程，分階段次序逐步推展治療計畫，是精神科門診的特殊專長之一。許多民眾睡不好就隨便掛號，避諱看精神科，只求拿安眠藥吃，沒經過專科完整評估，也沒機會接受完整的療程，讓治療永遠在第一階段附近打轉，徒然錯失許多寶貴的治療機會。更何況，許多失眠患者不單只有睡不著的現象，還合併許多其他症狀，輕的是各種身體不適症狀，嚴重乃至錯覺幻想，這都需要精神科專科醫師詳細評估。有關於失眠常見併發症狀，將在後面篇幅繼續一一介紹。

Q²⁴ 為什麼吃了好久的藥，失眠卻越來越嚴重？

坐而言不如起而行，從生活習慣改善失眠的方法很簡單，只要從看電視時開燈、打掃臥室，就能有顯著的改變。

　　治療一段時間，吃好久的藥，失眠卻越來越嚴重，經常是因為沒有培養好的睡眠習慣。到底甚麼是睡眠習慣呢？以下依序舉列幾個步驟能改善失眠：

一、晚上看電視時週遭燈光要明亮

　　現在電視節目剪輯得非常緊湊，每三到六秒就切換一個畫面。而每切換一次畫面，整個電視螢幕就閃一下，好像對著我們的大腦照超速違規的閃光燈一樣。有興趣實驗的讀者可以將電視間的電燈關上，請一個朋友看電視，然後仔細注意這位朋友臉上的光度。你將發現，朋友臉上的光度忽明忽暗，若是觀賞的是動作片電影，臉上光度閃爍得更嚴重。這是電視欣賞者不知不覺中所受到的過度光刺激，會影響大腦睡眠。若是週遭燈光明亮，至少光線反差不會過大，視神經所感受到的閃爍不會那麼嚴重，至少減少一些對大腦的刺

激。

二、睡前一個小時將電視音量關小

　　若非看電視不可，周圍電燈要夠明亮之外，盡可能地將音量減小。聲光刺激都是對大腦的刺激，增加放電的可能。腦部檢查如測量腦波時，就是利用閃爍的光源誘發大腦電位，體質敏感的人甚至會誘發癲癇，甚至產生抽蓄及意識變化。

三、打掃臥室

　　生活習慣不好，衣服雜物堆滿床，這樣要睡得好也很難。藉由打掃睡眠環境，除了視覺上感受整齊之外，腦部對臥室的「整體印象」也不會顯得那麼雜亂，潛意識裡面思考減少雜亂感，能夠提升整體睡眠狀態。少數過敏體質者，能藉由打掃臥室，降低灰塵或塵蟎刺激，減少引發刺激呼吸道或皮膚過敏等，都能幫助睡眠。

四、就寢前十五分鐘培養固定睡前習慣

　　睡前十五分鐘要有固定習慣，讓大腦知道「做這些事情就是準備要睡覺囉！」例如女生可以依序洗臉、擦保養品、寫筆記本、睡前禱告等；男生可以檢查門窗、關閉電源、準

備隔天出門攜帶物品或所著服裝、刷牙盥洗後就寢靜躺。這些靜態活動若能固定下來，潛意識會自動形成對「睡眠前奏」的印象，順利進入夢鄉。大腦的意識就好比飛機在空中飛行，睡前習慣的養成，自然而然地進入睡眠，就像飛機降落前機長廣播、旅客繫上安全帶，然後飛行高度逐漸下降，最後順利平靜地「無感降落」。若是「撐到想睡才從客廳跳到床上就寢」、「玩手機玩到一半想睡了把手機一扔迷迷糊糊睡著」，大腦來不及適應，轉換太快，就像國際航線的飛機高度驟低、緊急迫降跑道，飛機承受極大的壓力，同時增加失事的風險。

五、設定鬧鐘，固定時間醒來

打工族、準備國考的考生乃至於待業階段的朋友，作息較不固定。若長期失眠，半夜好不容易睡著，就會想睡晚一些補充體力。許多失眠者認為自己已經不好睡、體力差，於是晚上十一點睡的提前到晚上九點多就睡，這樣只會半夜更早醒來，白天更累。在睡眠習慣的培養上，若是要矯正睡眠時段，很重要的是「訂定起床時間」並嚴格遵守。例如想要早上七點鐘醒來，而已經很長一段時間晚上只能夠睡三四個小時，那乾脆半夜三四點再就寢。隨著睡眠改善，或是起床後還覺得睡不飽，再開始將就寢時間往前面慢慢挪。

Q²⁵ 失眠又容易發脾氣，我是不是躁鬱症？

心情不好，容易發脾氣。情緒起伏大，翻臉像翻書。這樣是不是躁鬱症？臨床經驗上，説自己是躁鬱症的，大部分都不是躁鬱症。是躁鬱症的，通常不承認自己有病。

　　典型躁鬱症患者容易失眠、話多、情緒起伏大，腦筋一大堆新計畫、新想法，半夜都想跑出門實行這些計畫、不顧後果，比如獨自一人半夜打扮華麗到街上跳舞，圍觀者訕笑也不以為意，因為此時內心充滿自信、情緒高昂，覺得與世界融為一體。因此嚴重發病時經常不顧家人勸阻、擾亂社區、被警消送到精神科急診。送到急診不打緊，醫師問明原委、魁梧警察在旁戒備，但患者就是無法自控，行為依舊紊亂，甚至哭哭笑笑，時而發怒，最後需要住院治療。

　　躁鬱症患者的「失眠」並非「想睡睡不著」、「醒後疲勞」這種，而是「根本不想睡，精神好得很」、「活力旺盛，連續幾週每天睡兩三個小時就飽了。」

　　這是某種特殊的腦部功能疾病，服藥可以改善腦功能，緩解症狀。躁鬱症又稱「情感性精神病」、「雙極性情感疾

患」等，名稱雖多，但主要指的就是這類型病人。

　　因此很多「長期失眠，又覺得自己容易發脾氣」的人，並不是典型躁鬱症的患者。這群患者以為自己容易發脾氣，常常是因為內心很難過、心情很糟，但因為不知道如何表達情緒，覺得不被了解，最後只好用「發怒」來宣洩。

　　例如男友遲到五分鐘就破口大罵的女生，看起來在氣男友遲到幾分鐘，「可能會遲到也不先打個電話」、「男生還讓女生晚上站在路邊等」等表面理由，但真正感受是「覺得內心不被尊重」、「明明很期待見面卻不受重視」，很難過卻又無法將內心感受說出口，只好用表面理由當藉口破口大罵。男生若只聽到表面原因，覺得這女生怎麼那麼計較，區區遲到五分鐘就發脾氣，而且自己已經一路趕來，直覺認為是「公主病」，最後雙方產生誤會，反而越來越僵，其實最初只是情緒沒能互相表達清楚。因此若覺得自己經常發脾氣的，除了失眠問題要處理好之外，對於情緒管控，可以嘗試以下方法：

一、壓抑怒氣

　　「忍一時風平浪靜，退一步海闊天空」有其生理依據。很多人以為「生氣只要適當發洩自然就會變好」，但根據研

究，習慣失控暴怒、發洩情緒的人，反而更容易生氣，甚至摔東西砸椅子。「越發洩只會更生氣」，避免破口大罵、暫時壓抑怒氣或轉移注意力，反而較能化解不快。

二、準備「消氣法寶」但備而不用

有人的消氣法寶是一杯咖啡，有人是吃塊巧克力。門診有些患者焦慮度高，覺得短效抗焦慮藥物能當作「消氣法寶」。我會建議把藥物放在抽屜裡面，不要一緊張就吃，而是想像「吃了之後可以變得舒坦」的感覺。若非吃不可，則先深呼吸三分鐘，盡量拖延吃藥的時間。往往轉移注意力之後，反而可不需動用到「消氣法寶」。若真的動用到「消氣法寶」，要盡量記住這種「化怒氣為無形」的感受，加強印象，下次若遇到相同的狀況，「想像的效果」就會增強。

三、增強自然光照

某些高緯度、日照缺乏的國家會強調光照療法治療憂鬱症的重要性。而某些季節性的影響如日照減少也會影響情緒。很多上班族工作的場所也缺乏自然太陽光，只有日光燈等人造光源，光度不足。這時不妨走到戶外，接受十分鐘陽光照射，空氣也較流通，能夠改善心情。

四、練習表達，創意型的表達更好

「我的心情很糟！」能說出這種情緒表達已經不易。但若我問：「有多糟？要不要試著形容一下？」被問的人往往愣在那邊，只能說：「就很糟啊！」、「很難過，想哭」這種過於簡化的描述。或是開始描述事件原委「我男朋友他如何如何……」卻沒法充分表達自己的內在感受。這跟文學素養無關，只是欠缺情緒表達的練習。心理諮商與會談可以安排適當的情緒表達練習，若能清楚表達內在感受，被對方理解與接納的機率就會增加。

所謂「創意型表達」，舉個例子：「你說你前天遇到她很開心，你會想到哪首歌曲？這個歌曲的哪個部分貼近你當時的感受？」，或「你說你現在很心情很差，如果這種心情可以用一種冰淇淋口味來比喻，你會怎麼形容這個冰淇淋的味道？」透過創意型表達，有時更能表達那複雜的、綜合酸甜苦辣的細膩感受，不妨試看看！

五、尋求專業協談

親朋好友之間「互吐苦水」是再自然不過的事。但有時候心情差找朋友聊，結果「對方向自己抱怨更多」，不但自己的事情說不出口，還要反過來安慰對方。若長期有情緒

困擾的人，要不就是朋友被煩怕了，藉故不接電話、或是給些中肯但無效的建議、有的甚至會指責「我早跟你說過了，誰叫你不聽！」讓原本想大吐苦水的你覺得對方落井下石，心情更糟了。親友其實都是關心，只是他們並未受過專業訓練。尋求專業協談，往往有意想不到的收穫。若到民間收費較高的心理諮商覺得陌生又不放心，可以先到健保精神科門診先向醫師詢問，經過說明及充分準備後，適當轉介，諮商的效果也會較好。

Q²⁶ 老人家失眠怎麼辦?

沒有重心,也可能失眠。許多在職場上精明幹練的
人,容易在退休後開始失眠。做好生活規劃、安排生
活重心,有助於改善睡不著的問題。

　　「醫生,我先生退休半年後,變得越來越不喜歡說話,
甚至一個人坐在角落裡,也不開燈,整個人怪裡怪氣的。」
張太太個性外向,但張先生喜靜,很少跟鄰居來往。

　　後來張先生在建議下來到門診,態度有禮。我做了幾個
簡單的認知測驗,並沒有發現張先生有失智的傾向。問他是
不是有甚麼煩惱,是不是心情不好,張先生也說不上來。唯
一比較明確症狀的,就是這幾個禮拜來晚上越來越睡不好。

　　面對高齡化社會,對於「老人」的定義也越來越模糊。
若以歲數論,將來街上一半以上都是老人,偏遠地區將更明
顯。以張先生來說,也才六十多歲。雖然沒有明顯症狀,但
大腦需要不斷刺激,不然各種反應或機能都有可能衰退。以
動物園內的動物比喻,若將動物單獨囚禁,跟外界斷絕互
動,整體活動力將下降,反應呆板,食慾不振,也容易衍生

Part 2 消除失眠煩惱,你要這樣做

109

各種身體疾病。

在此以「活動型態」做區分，給予不同生活型態的「退休族」一些建議：

即將屆齡退休或剛退休族群	
保持與社會接觸，定期聚會	絕大多數工作都需要團隊合作，鮮少有人是獨力完成工作的。水電行要批材料、連絡客戶、調動工班、資金週轉；菜販凌晨要到集中市場挑貨、每天早市擺設攤位、跟婆婆媽媽們互動、結束後菜籃工具上貨車、貨款也定期安排。這些都需要大腦發揮高度協調力，將各種資訊整合，跟其他行業的「人」互動。一旦退休，這些工作馬上停頓，大腦無用武之地，可能加速退化。因此最好還是能夠保持跟社會接觸，定期聚會。
安排輕量工作、如義工等	過去每天為生活打拼，忙到沒時間休息。忽略「適度的工作能讓身體得到勞動，也能享受假日的悠閒」這個相當重要的事實。每天固定運動一小時，其他都待在家裡，活動量也比不上過去每天工作八小時。每天都放假，容易變得無所事事，睡到中午也不知道起床要幹嘛。因此安排輕量工作，如義工等，不是為了他人，主要是為了自己生活有重心。

培養固定運動習慣與夥伴	輕量工作讓每天有固定安排活動，但還是需要額外的心肺運動。退休後沒有藉口，最好能符合「333原則」，每周三次、每次三十分鐘、運動心跳能最高達到一百三十下。運動夥伴能夠彼此打氣，高爾夫或網球有對手，打起來比較有趣，習慣才能長久維持。
分散投資風險	投資除了一般所指股票基金之外，還表示資產分配計畫。除了盡量採取較穩定的投資標的，保險跟財產轉移可以開始構想。這樣可以避免一時衝動或投資市場的大變動，讓自己的退休金突發性地蒙受過大的損失。
籌備下階段人生計畫，尋找心靈寄託	很多人在這時候開始尋求宗教寄託，希望尋找生命中的真理。然而這階段其實體力還可以，能夠規劃較為具體的計畫，一一實行：環遊世界、寫一本書、替一百個育幼院小朋友說故事、親手縫製家人的衣服。可以發揮想像力，訂出下階段人生計劃，將會開拓視野，對生命有更深切的體悟。

退休好幾年，體力下降， 但無特殊內外科疾病，日常生活可自理者	
調整飲食習慣	在這階段要注意預防慢性病發生，從食衣住行開始是個好主意。國內食品衛生消息不斷，令人憂心。減少外食，多花些時間準備自己的食物。有些人利用一小塊地就能夠種植蔬果，四季都有時令青蔬能夠享用。簡單的鹽、油、米酒比例搭配，能創造更豐富奇妙的味道。與其追求標榜有機食品，不如從柴米油鹽中尋找最健康的料理方式，減少外食，進而促進健康。
注意安全	由於體質開始日趨老化，要格外著重安全考量。開車注意力集中力都不知不覺中下降，因此要改善駕車騎車習慣。十次開車九次快，早點出門，活動都預留時間，就不必著急趕場，降低交通安全事故機率。居家安全同樣重要，浴廁防滑、樓梯扶手，略為改裝能大幅增加安全性。一旦跌倒，若傷到骨盆，恢復慢，體力也將迅速衰退。儘管沒有任何失智症狀，隨身包包中最好能夠放置緊急連絡人電話，常用藥品清單，意外發生時救護人員能夠有初步資料參考，把握黃金時間。

定期健檢	目前國內制度都有依照年齡提供社區健康促進計畫，除了針對常見慢性病全面篩檢外，也針對國人好發癌症提供癌症篩檢。健康是最大的財富，定期健檢能夠隨時掌握身體變化，若有任何重大疾病，也能盡早診斷，提早治療，提升治癒率。
積極參加社區活動	政府有組織地在社區關懷中心推動各種社區活動，適合銀髮族參加。我在社區醫學科邀請下也多次到各活動中心衛教演講。社區活動能多促進鄰里聯絡、活動也很豐富，經常「有吃有拿」，鼓勵讀者盡量參加。
多說話	體力衰退，可能無法進行登高涉水的激烈戶外活動，但多說說話能刺激大腦，也能跟他人產生互動。電視網路雖然充滿大量訊息，但都是單向溝通。若能多說話、多交流，能訓練反應。過去曾有研究顯示多打麻將能夠減緩失智，因為打麻將本身需要訓練排列組合能力，邊打邊聊，跟其他人有互動，也是延緩失智的重要因素之一。

　　另有族群生活功能因病退化，簡居在家，甚至需要一對一看護照料起居，相關建議列在「住院病人失眠」篇章。

Q²⁷ 中年人失眠怎麼辦？

肝功能、腎功能等等身體健全的健康報告，反映了你身體良好。但是疲勞感不見得可以從報告得知，當你身體因為失眠而一直處於疲憊狀態，那麼請你要開始注意，並詢問醫師處理方式。

這天門診來了一個西裝筆挺的中年男性，踏進門時顯得有些猶豫，看診當中還不時往門外張望，顯得有些緊張。

「你是第一次來精神科門診就醫吧？」我問他。

「是啊，我只是睡不好而已。」他說他姓蔣，今天專程過來掛號的。

「那麼，是誰建議你來看的呢？」若「只是睡不好」，很多人寧願撐著，也不想要變成「精神科病患」。有時候患者會在家人半強迫下勉強看診，這樣治療動機不高，療效常會打折扣。加強病人治療動機、灌注信心、是接觸初診患者的重要工作之一。

「我家人建議我長期失眠就應該來看。公司那邊也希望

我找醫師評估一下。」蔣先生說。

「那你自己覺得自己需要看精神科嗎？」

他遲疑了一下，說：「我確實失眠很嚴重，工作壓力很大，但應該沒那麼嚴重，不需要看醫生。」

「那麼，你這些困擾，生活中有沒有家人或朋友能夠幫助你，了解你，協助你？」

「沒有。」他將頭低下，神情顯得落寞。原來蔣先生長期擔任公司主管，以賣力工作出名。別人一周才做得出的案子，他三天就能搞定。在公司熬夜不歸是家常便飯；假日常臨時取消活動、家人也習慣他在桌前六親不認地自動加班。

經常熬夜、缺乏運動的結果，讓他時常精神不濟、這裡痛那裡痛，甚至有時候痛得手都抬不起來。家人要他注重健康，去看醫生檢查一下，蔣先生總會拿出員工健檢報告出來向家人「宣示」說：「你們看！我肝功能腎功能都正常，只有血糖跟膽固醇超過標準一點點！」完全無視日漸增加的體重，與全身顯現的疲憊老態。

終於某天，他突然在公司暈倒，不省人事，緊急送醫後檢查無大礙，醫生說是「過度疲勞」引起暫時暈眩，後來睡著，旁人還以為他昏迷過去。於是我告訴蔣先生幾個關於身

體健康的邏輯迷思。

迷思一：我的體力還很好，能多撐幾年！

到了中年，體力會開始衰退。跑步容易喘、爬梯容易累。過去熬夜後體力可以很快恢復，現在時間拖得更久、恢復的狀態也沒那麼好。「你的體力沒你想像中好」！勿像過去那般「虐待」自己的身體，讓體力超支；然而此觀念的反面依舊成立：「你的體力沒你想像中差」，所以勿以為體力差到無法運動，反而當做懶惰的藉口。藉由運動，「秤秤自己斤兩」，了解實際體能如何，而不是光靠想像。

迷思二：體檢報表皆屬正常，我很健康！

各種自費體檢，包括昂貴的核磁共振攝影或癌症因子檢測，都不過是評估臨床症狀的參考，讓人產生困擾的「症狀」才是重點。「一切合格的體檢報表不代表真正的健康！」如果精神差、體力差等症狀已經造成工作效率下降、脾氣差影響人際關係，這些症狀不能忽略。這些症狀雖然不等於罹患某種特定嚴重的內外科疾病，但若已經實際造成影響，當然要積極處理。勿用體檢表上的「正常數字」來自我安慰，否認症狀的不良影響。

若體檢表上的數字「已經超過正常範圍」，反而要認真

看待。不能像蔣先生那樣頑固地說：「其實我只是血糖、膽固醇超過『一點點』。」而是要積極尋求方式，包括正常的生活與均衡飲食，來促進健康。

很多患者只專注於「我這個檢查數字超過一點點會不會怎樣？」而忽略「我將要怎麼做」。好比蔣先生去年體檢在胸部X光上有一小塊黑影，看起來不像惡性腫瘤，但蔣先生長期吸菸，這時就是要「開始戒菸」，而非不斷追問醫師「這黑影有沒有危險？有沒有問題？」、「這跟抽菸有沒有關係？戒菸之後這黑影會不會縮小？」。醫師無法回答所有預測性的問題，但可以很肯定地告訴他說：「蔣先生，你該戒菸了！」

迷思三：工作效率下降就是工作能力變差？

過去成功模式，不代表能夠應付所有未來挑戰。「加倍努力」是過去蔣先生屢試不爽，視為成功的祕方，但他忽略「人非全才，能力終究有其極限」。若因為無法達成工作目標就認為自己能力不足，而無法判斷「這個工作目標並不合理」、「新職位或許待遇較好，但也許不適合自己」。蔣先生過去擅長數字簿記，但升職成跨部門經理時，不一定能擅長業務行銷部門的工作內容。超過其能力負擔內容，反而讓他否定過去稱職負責的自己。負面思考惡性循環，讓自己越

來越沒自信，執行業務也欲振乏力，有苦說不出。

　　台灣多為中小企業，一般主管職務大多可以靠努力克服，因此許多白領菁英到了中年才遇到升遷瓶頸，俗稱「中年危機」。若在大公司或跨國企業，比較能提早看到能力的屬性與極限，不是一路要求往上爬，適才適任才是重點，趁進入中年前重新安排工作與生活比重，才是健康的人生觀。

迷思四：家人的耐心會永遠持續？

　　蔣先生長期忙於工作，對於子女或家人的虧欠總是心想「我以後一定加倍補償他們！」剛升遷部門組長時錯過孩子的小學畢業典禮，升遷到部門主管時依舊錯過孩子的大學畢業典禮。總是計畫全家出國旅遊，但從來未曾實現過。

　　哪天等到蔣先生真的要抽空團聚，發現原本家人的耐心早已磨光，要去投入個別重要的事情，沒空陪蔣先生了！

迷思五：犧牲越大, 收穫越多？

　　許多人潛意識認為自己的付出「沒有功勞也有苦勞」、「那麼多次落空，這次總輪到我了吧？」。好比丟銅板連續五次正面，下次反面的機率就會變大；連續丟出一百次正面，下次反面的機率更大！事實上，每一次銅板丟出正反面

的機率都是二分之一，不會有「自動補償」、「自動平衡機率」這種情形。況且，若丟銅板果真連續丟出一百次正面，那麼較合理的推測是「第一百零一次依舊是正面」、或根本重新思考「這銅板動過手腳，有人作弊」！犧牲健康，不一定能跟上天換來財富或工作成就。反而經過調查：健康的人比較有機會獲得較多薪資報酬！總之，健康第一。

　　蔣先生聽了之後，覺得跟自己狀況相符，原來自己許多思考盲點。他決定突破盲點，認真面對自己的問題，尋求協助，也不再會抗拒來精神科門診就醫了。

Q²⁸ 小孩子晚上不睡覺，與失眠有關係嗎？

失眠並非過動兒的典型症狀。如果小朋友合併發生過動及失眠的狀況，首先要排除是不是因為藥物治療造成，而影響睡眠。

失眠不是過動兒的典型症狀

五歲的大波是個小男生，這天被媽媽帶來門診，怯生生地不敢抬頭看我。媽媽說：「大波晚上都不睡覺，吵著要玩手機。幼稚園老師也說他不夠專心。他會不會是過動兒？」

大波像做錯事情的小孩，靜坐在椅子上，大概是被恐嚇「不乖的話醫師就要打針」。媽媽詳細描述大波在家裡頑皮搗蛋的情節，大波仔細聽著，偶爾彷彿要開口抗議，但囁嚅幾聲又把話吞回去。

談了一會兒，我語氣和緩引導大波，他才稍微比較能跟醫師談話，說起學校有趣的體育課，臉上開始有些笑容。看起來大波不像過動兒。

典型過動兒像個永遠充飽電的電池，這邊摸摸、那邊看

失眠關鍵50問

120

看，幾乎沒有「跟陌生人不熟」的害羞。可能一進診間，第一次見面就馬上伸手要拿醫師身上的聽診器玩，握起桌上的滑鼠想玩開藥用的電腦。醫師跟媽媽聊得久了，小朋友可能很早就不耐煩，走到旁邊搬出測驗用的玩具疊積木，要不然就是東看西看。我還遇過有小男生直接就在診間裡面比畫剛從跆拳道老師那邊學來的招式，打得不亦樂乎！

然而過動兒並不總是晚上不睡覺。簡言之，失眠並非過動兒的典型症狀。若合併發生過動及失眠，首先要排除是不是因為藥物治療造成影響睡眠。

「大波不像過動兒。」我告訴他媽媽。許多晚上睡不好的小朋友並非過動兒，列出幾點給父母的建議：

建議一：改善家庭作息

絕大部分晚上睡不好的小朋友根本原因是家中大人原本就習慣晚睡。全家齊聚、和樂融融看電視看到十一、二點，幼兒睡眠當然不穩定。也有的媽媽先陪小朋友睡，自己也跟著睡，從晚上九點睡到十點、十一點，再爬起來跟老公聊天到半夜或做自己的事。這樣大人更容易失眠，小朋友耳濡目染，同樣無法養成良好睡眠習慣。更多的是大人叫小朋友去睡，自己卻看電視到半夜。「大人可以為何我不行？」於

是小朋友晚上偷偷不睡覺，自己玩得不亦樂乎。身教重於言教，以身作則，全家固定作息。就算無法完全同步，取得適當平衡點，至少不要相差太多。

建議二：多玩玩具、少玩電動

手機、平板電腦已經是家庭標準配備，甚至列為「哄小孩法寶」。平常不乖不聽話的小朋友，只要把手機丟給他玩，就能輕鬆安靜半小時，不吵也不鬧。然而過度使用手機、玩電玩，會造成視力受損、容易近視，也無法訓練立體視覺，欠缺想像力。玩玩具能夠藉由手部觸覺、立體視覺，刺激創意性思考，比呆板的電玩好上許多。電玩就像口味重的速食，傳統玩具就是營養均衡的佳餚。液晶螢幕的光刺激也可能過度刺激大腦，干擾夜眠。真的要玩手機，也盡量不要在睡前一、兩個小時內使用。

建議三：注意影視分級

國內目前已經有影視分級制度，看電影若不符年齡限制會遭到阻止。看電視則沒有強制力，深夜節目尺度較寬，除了成人煽情議題讓幼兒過度早熟之外，暴力或恐怖情節可能會讓小小孩「嚇到」，引發恐懼或不安全感，發生做惡夢、夜驚等過度反應，或是已經獨自睡一間卻要跟父母擠同張

床、已經斷奶卻要求吸奶嘴等退化行為。大人可能覺得節目內容沒甚麼，但小小孩深信想像世界，虛構與現實界線較不清楚。慎選節目、按時就寢，就能避開不適合小孩的節目。

建議四：少說教、多獎勵

　　小朋友的邏輯思考跟口語表達通常落後其情緒發展，也就是容易「辭不達意」。比如說肚子餓要吃桌上的蘋果，還不會口頭提出要求，也還沒學會辭彙「蘋果」，但已經學會用眼睛看、用手指食物來表達「想吃這個紅紅的蘋果！」。看到弟弟手上的玩具，已經先讓他玩五分鐘了，但因為說不出「我已經讓他先玩，也已經等了五分鐘，現在可不可以換我」這種邏輯論述，最後直接動手搶玩具。父母只看到「結果」，就是哥哥搶玩具，看不到哥哥「其實已經讓過了」。所以對於小朋友應該減少說教，不然他們對於大人頭頭是道的理由一知半解，或是父母最後難以自圓其說，這就糟了！

　　以「哥哥想玩弟弟玩具」為例子。如果媽媽告訴他：「你先等弟弟玩，因為他先拿到的，五分鐘後再輪你玩。」看似合理，大部分小朋友也都接受。但若哥哥問：「為什麼他先拿到就他先玩？那以後我都要先拿，看到甚麼都先搶，是不是就都我先玩？」、「為什麼要等五分鐘？我剛剛已經等過了。為什麼不能再等三分鐘就好？」哥哥提的理由其實

合理，但下場通常就是被揍。大人因為難以自圓其說，哥哥以後也就沒有守規矩的立場。

媽媽可以說：「你讓弟弟玩，待會我會讓你玩。」哥哥問：「為什麼？」媽媽說：「因為要聽媽咪的話。」簡單明瞭。若哥哥最後聽話，再加強給予正向鼓勵，哥哥最後玩到玩具，又得到媽媽稱讚，變得越來越乖巧。

小朋友少吵架，不吵鬧，心情平順，心理衝突減少，睡眠也比較安穩。

建議五：釐清「誰有需求」

大波的媽媽說「我跟我先生剛分居，會不會影響大波的心理發展？會不會將來心態不平衡？他最近晚上睡不好跟這有沒有關係？能不能幫大波做心理治療？我不想讓他跟我一樣心情受到很大的影響！」看得出大波媽媽婚姻生變，焦慮度很高。大波當然受到影響，但沒有大波媽媽受的影響那麼大。仔細詢問，發現大波雖然幾天沒睡好，但發生頻率不高，白天精神未受影響。倒是媽媽失眠加劇，大波晚上睡不著，媽媽覺得被吵很煩，認為「大波失眠很嚴重！」

心情跟作息變化比較大的，其實是大波媽媽，大波自己的醫療需求反而不大。大波其實只是比較活潑，讓阿公阿

嬤認為「比較難帶」的，媽媽卻將婆媳關係緊張還有生活壓力投射到小朋友身上，遍訪名醫藥要治療大波的「輕微過動」，卻沒釐清「誰的治療需求比較大」。

大波媽媽剛開始不能接受，後來聽完仔細說明後，也承認自己身心疲憊，大波其實也算聽話。後來讓大波媽媽接受心理諮商，重新站起來。媽媽狀況改善，大波的「疑似過動症」跟「幼童失眠」也改善。幾周後大波媽媽來門診告訴我說她現在「hold得住，沒問題！」

Q²⁹ 如何治療懷孕期間的失眠狀況？

懷孕是女人一生中相當特別的時刻，卻也是生理機能改變最大、賀爾蒙變化最大的階段。因為緊張迎接新生命，難免會造成失眠。

　　懷孕期間孕婦生理機能改變，作息紊亂，當然也可能有失眠的問題。少數也有孕婦因為失眠來到精神科門診的，或是原本就有固定接受治療，或是原本就在接受治療的患者準備結婚而在門診特別詢問的。針對林林總總的問題，在這邊做個整理。以下是我經常給準媽媽們的治療建議：

謹慎服藥、適當營養補充

　　美國食品藥物管理局依照對孕婦的影響，將藥物分成A、B、C、D、X五種等級。A等級最安全，X則禁用。相關資訊都能在網路上查到分類資料。問題來了：那孕婦可以服藥C等級藥物嗎？所謂「動物實驗有致畸胎性，但無人體試驗之充分研究；或缺乏動物或人體試驗」是甚麼意思？這代表孕婦若需服用任何藥物，都要經過充分溝通。雖說國外有針對藥品安全的相關研究，但若以「安全第一」論，有孕婦因此完全

拒絕任何藥物的。況且「情況危急不得不使用」，跟「身體不適但能忍受」是有區別的。但是「失眠」如何界定其必要性呢？

若非必要，懷孕期間藥量藥物都要盡可能減少。定期產檢，及早發現任何胎兒異常。若要補充營養素如葉酸等，最好都能購買完整包裝、經許可上市的營養補充品。避免過度、過量服用不明成分的偏方或食品。

白天多走動，上媽媽教室

有的孕婦居家待產，有的還要繼續上班。像準備生第一胎的小君，公婆仔細交代，讓她辭職在家待產。公婆家境優渥，準備迎接家族裡第一個「金孫」，千叮嚀萬叮嚀，要小君不能「輕舉妄動」，還是待在家裡安全。

結果小君整天都待在室內，遇到孕吐噁心或其他不適，結果白天過度睏倦躺臥，晚上睡眠更差；小娟就沒那個千金命，還要繼續工作。她自己也認為「反正在家待不住，體力也還好」，選擇繼續工作，結果最近公司狂缺人，一個人當三個人用，原本擔任組長的小娟還要親上火線擔任櫃檯人員，搞得每天疲憊不堪，整個人更緊繃，連帶影響胎兒生長。

我鼓勵小君跟小娟多參加媽媽教室，盡量參加多樣化課程，除了體操伸展、生產準備及相關育兒衛教之外，跟能藉此機會與其他準媽媽們互相認識，彼此打氣，將來保持連絡，是給新手媽媽們的重要建議之一。

注意調味與飲食

孕婦的食慾與飲食喜好隨著懷孕進展會有所變化。有的甚至改變很大，從來不吃的東西可能一吃再吃，過去喜愛的食物吃個一兩口就不吃的也有。原因除了懷孕婦女整個生理機能隨著荷爾蒙劇烈改變而不斷調整之外，隨著胎兒長大，壓迫到腸胃，影響血液循環，在在都影響到準媽媽們的胃口。

儘管口味變化，但還是應該避免過度刺激性食物，酸、辣、鹹、油盡量少吃，就算要吃也淺嚐輒止；菸、酒、檳榔更應該能不碰就不碰，先生也最好趁此戒菸，不然二手菸同樣會造成孕婦很大危害。

這些食品除了影響胎兒之外，也影響準媽媽們消化代謝，有可能干擾夜眠。胎兒也會影響胃及膀胱，分別造成容易胃脹及頻尿感。就寢前限制水分攝取能減少胃食道逆流及夜尿增加的困擾。

抽空跟寶寶獨處

「我不是一天二十四小時都跟我的寶寶在一起嗎？」小君問我。我告訴她，每天花十分鐘，找個安靜舒適的地方坐下來，輕柔地向肚子內的小寶寶說話。胎兒的聽覺發育甚早，透過羊水傳導，在出生前就已經熟悉媽媽的聲音。更重要的是「把這個固定親子獨處生活習慣延續到小孩長大！」

每天十分鐘，說來不長，待產孕婦都誤以為這很容易做得到。結果生產後坐完月子，驚覺每天連五分鐘空閒時間都撥不出來，忙都忙死了，每天哪有多餘時間專門跟小孩說話？管教小孩都來不及了，怎麼會沒講到話？這個特殊而專屬於彼此的親子對話時間居然就被剝奪，不單對大人有影響，小孩也同樣失落。隨著老二、老三出生後，更加明顯。小孩子就算還小，但老大還是會覺得「媽媽的時間都被弟弟妹妹分走了！」

若能持續每天抽出這個「專屬親子空間」，不但能減少小孩子的被剝奪感，也能讓媽媽在這個時間稍微喘口氣。這個時段並不是「專門陪小孩玩」的意思，而是親子「相處」的特別時間，在這個時段裡，媽媽的需求跟小朋友的需求同樣重要，透過討論「如何利用這神奇的時段」，讓彼此感受貼近，相處更融洽。

固定會談尋求支持

　　小君跟小娟在媽媽教室認識，後來還時常保持連絡。產後適應乃至於婆媳相處，時常互相大吐苦水，但也彼此支持，加油打氣。結果小君小娟遇到瓶頸，後來一起去找當初媽媽教室的老師。

　　老師鼓勵他們參加由醫院安排的「生活調適團體」，在團體中分享喜樂與挫折，由醫師、心理師的專業帶領下，度過每次挑戰，讓團體成員更無私、更自由地分享與被接納，讓小君小娟新手媽媽上路，一帆風順！

Q30 吃安眠藥可不可以哺育母乳？

如果失眠嚴重，可先詢問醫師那些是「絕對不能使用的藥物」、「須注意使用的藥物」，避免藥物的藥效影響到哺乳。

　　大部分藥物會隨著母親的血液進入奶水裡，所以母親應該盡可能避免繼續服藥。一般表列「絕對不能使用的藥物」、「須注意使用的藥物」裡頭，有許多屬於精神科常用藥物。安眠鎮靜藥物、抗憂鬱劑、抗精神病藥物等屬於注意使用藥物。一定不能使用的則包括躁鬱症患者使用的鋰鹽等，相關資料可另外查詢「台灣母乳協會」網站。當患者面臨兩難，我通常會建議不要停止哺育母乳，而從停止服用藥物來做改善。

絕對不能使用的藥物VS須注意使用的藥物

　　「絕對不能使用的藥物」、「須注意使用的藥物」裡面特別要注意的，包括毒品、香菸（尼古丁）、酒精等，尋常人使用就已經危害健康，更不用提懷孕及哺乳期間。建議母親為了小寶寶，趁此戒除這些不良習慣。

某些資料顯示：醫藥人員「過度警告」造成許多明明是安全範圍內的藥物，為了避免法律糾紛而建議勿用，讓哺乳權益受到剝奪。這雖然是現存現象，卻是價值觀與研究倫理兩難的基本問題。

　　價值觀是指「寶寶應該受到最周全的保護」，用藥安全應該盡可能地盡善盡美，不能用研究裡頭的統計概率「拼一下」，就算藥害機率是萬分之一，父母也會顧忌再三。所以除非必要，藥物用量自然越少越好。

　　研究倫理兩難是：若已知某藥物有某種（即使是很低的）風險，但藥物學家不能為了研究更精確數據而讓受實驗者再次暴露在這種藥品下。因此這方面的數據一直沒辦法有效建立。

　　這是對所有種類藥物一概而論的基本概念性問題，關於精神科藥物在第一段裡面已經清楚說明，是格外需要注意使用的範圍。從用藥安全延伸到小孩的用藥安全，在此另外提醒父母：「請跟小兒科醫師好好配合，彼此信賴。」這是甚麼意思呢？

　　國內小兒科醫療環境已經雪上加霜，小兒急診資源更是加速崩潰當中。在此醫療氛圍下，小朋友就醫權利受到嚴重影響。大人們能做的就是「跟醫師好好配合」，切勿「只求

速效、方便」。避免藥才吃兩次，就急著改換另一家，一窩蜂擠到「隔壁說那家開的藥很有效！吃一次馬上就變好！」

包括感冒，多種小兒疾病有其自然病程，父母再怎麼著急也只能耐心等待小朋友逐漸康復。若只信「眼見為憑」，目前很多種藥物能夠讓小朋友表面「馬上好起來」、「一吃見效」，但其可能的嚴重副作用要很久以後才會發生。

若不能「眼見為憑」，那麼患者的權利如何被保障？因此父母要跟醫師充分溝通病情，若是自然病程，就要耐心等候；若病情不樂觀，就要盡早轉送醫學中心。

關於用藥安全，需避免「花花綠綠一大包、各種藥丸散裝、混雜一起且標示不清」的藥品。開立處方、負責調劑的醫師跟藥師會簽名蓋章，以示負責。若藥單上各式資訊都模糊帶過，醫師藥師姓名換來換去，這種藥物自然沒有保障，民眾應該張大眼睛，替小朋友的健康把關。

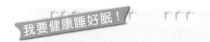
我要健康睡好眠！

避免失眠特效藥，影響懷孕婦女以及寶寶健康

全世界生育率最低的台灣，小寶寶的健康權益應該受到格外重視。優生保健不能單靠母親，需要全家人的支持。跟值得信賴的醫師保持互動，避免標示不清的特效藥，著重用藥安全，讓每一個小寶寶健康成長茁壯！

Q³¹ 吃減肥藥為何容易失眠？

肥胖是文明病，尤其營養失衡的速食加上不良食品添加物更會惡化肥胖。服用來歷不明減肥藥容易傷身，影響睡眠。若用不正常手段像催吐灌腸來減重，不但傷身，更易造成飲食失調症，應積極看醫。

案例一 阿明，二十歲出頭小夥子，身高一百七十公分，體重八十八公斤。阿明有家族性肥胖，同時也有糖尿病。

案例二 小瑜，高中一年級女生，身高一百六十四公分，體重五十一公斤。小瑜從不知道哪裡找減肥藥來吃，最近身體有點不舒服。

案例三 吳小姐，輕熟女，身高一百五十六公分，體重三十二公斤。吳小姐本身並不想來看醫生，是家人硬拉她來看的。

　　三個人身材略有差異，一致的是三位皆有失眠症狀，也都想要減肥。

　　肥胖是現代文明病。過去古老物資缺乏的年代，不容易

餐餐吃飽，也沒有多餘熱量能夠化為脂肪囤積，肥胖幾乎是貴族的專利。隨經濟發展，吃到飽餐廳的興盛，「人人皆貴族」，讓國人肥胖比例不斷增加。「瘦即是美」的流行風潮推波助瀾，影響青少年的審美觀，減肥成為一種流行。

　　高矮胖瘦因個人體質而異，但不良生活習慣與飲食烹調同樣會造成體重過重，衍生糖尿病、高血壓、關節炎等續發症狀。家族裡面若有肥胖體質或肥胖基因，環境因素會「加強」基因表現。案例一的阿明若飲食油膩，就容易年紀輕輕就過早出現相關續發疾病。阿明表哥家吃得清淡，因此肥胖基因表現得沒那麼明顯，所以阿明表哥沒那胖，血糖也正常。有人求助藥物，有人尋找各種減肥秘方，更嚴重的可能發生「暴食症」、「厭食症」，甚至危及生命。

　　目前沒有完美的減肥藥能夠「一錠見效」。若想單靠藥物達到減重效果，身體通常要付出相當的代價。最常見的藥物是透過「減少腸胃道吸收油脂」來達到效果，就是吃的炸雞、豬油等無法被身體吸收，直接排泄出去，熱量沒辦法被吸收，自然總攝取熱量降低，體重下降。過去曾有他種類似藥物，但因為造成身體心血管副作用而遭到禁止。

　　減肥藥若被加入「毒品」如安非他命等，食慾下降，但同時伴隨失眠、情緒易怒、血壓上升、甚至精神產生變化，

視幻覺聽幻覺等。藥效退了之後可能心情低落、食慾增加、連睡三天三夜，睡到爬不起來。

減肥藥若被加入「非適應症藥物」，可能有其他生理現象。原本沒有甲狀腺機能低下的患者，處方內被加入甲狀腺素，因為過量藥物產生甲狀腺機能亢進現象：躁熱、手抖、心悸、坐立不安、失眠、血壓上升、代謝加快。短暫看到體重下降，但體內荷爾蒙大亂，長遠來看得不償失。案例二小瑜找來的減肥藥成分不明，詢問開藥給她的人也語焉不詳，說些模稜兩可的解釋，建議還是少吃為妙。

案例三的吳小姐年輕時不靠藥物，而是在大吃大喝之後跑到廁所，手挖喉嚨自行催吐，或回家後狂吃瀉藥。手挖喉嚨催吐，強烈胃酸可能腐蝕食道，甚至讓牙齒跟指甲變色。有經驗的醫師，看手指頭就能夠間接診斷「暴食暴吐症」。吃瀉藥或灌腸，讓腸胃不好受，雖然吃入的食物被強迫排出，但身心疲憊，整體狀況越來越差。

近幾個月吳小姐乾脆甚麼都不吃，餓到後來也沒感覺。漸漸開始頭髮狂掉、月經不來，心臟也不舒服。飲食不正常又想減肥的患者相當多，其中一部分患者即使瘦得跟骷髏似，卻還是「想吃也吃不下」。這已經達到生理急症程度，有致命危險。吳小姐體重低成這樣，居然不以為意，我勸她

積極住院治療，也告知她家人相關危險性。

　　減肥不只靠體重計，還要「動動腦」。大腦代表「大腦認知」、「思想準備」、「健康觀念」。大腦認知對體重的觀念不健全，眼中所看到的世界都是扭曲的影像：腰上多了一塊肥肉、小腿特別水腫、眼前的美食都變成計算卡路里的一個個數字。晚上睡不好，身體不舒服，人也變得特別沒有自信。

　　以下是對減重計畫的建議：

筆記一：訂定「現在就能做」的運動習慣

　　與其下班後穿好全套裝備才到健身房運動，不如尋找「立即能運動」的方法，例如「放下手機馬上走三層樓梯再回來」、「原地半蹲五秒鐘」等創意運動。雖然運動強度因為時間過短無法達到強健心肺功能，但能夠欺騙大腦「以為自己有運動」，同時增加信心「我能做到！」身體燃燒熱量的效率會增加，代謝加快。「立即能運動」的概念是規律運動的前奏，讓每次計畫運動都可讓半途而廢的人參考。

筆記二：充足睡眠與規律生活

　　睡眠時大腦分泌的激素準備讓身體休息，熬夜卻讓大腦

訊息紊亂，代謝跟工作效率同時降低。同樣運動強度，睡前運動不如早起運動，不單符合生理規律，也能增加燃燒熱量的效率。

筆記三：自己準備美味的食物

人類對於食物的滿足不只是「填飽胃袋」。自行準備食物，在烹飪過程中大腦開始充分體驗食材的色香味，張口進餐時則細嚼慢嚥、用心品嘗，如此大腦的滿意度增加，同份量餐點的飽足感也會上升。

前提是這份餐點是美味的食物，不是川燙青菜、味同嚼蠟的「假減肥餐」。假減肥餐會讓大腦對餐點充滿負面印象，飽足感奇低，最後越減越肥。然而依循美味標準，餐點份量就要減少，努力透過增加大腦滿意度來減少熱量攝取。

「強摘的果食不甜，親自栽種的番茄最紅」，透過提升大腦滿意度，能更珍惜食材，同時降低熱量。所以戒除一邊看電視電影一邊吃東西，畢竟吃過就忘，大腦不滿意，自然容易餓。

筆記四：用「多重標準」看待自己跟他人

有些準備下定決心減肥的朋友，為了激勵自己，在冰箱

上、書桌前貼上各種激勵自己的標語。自我鼓勵是很好的方式，但盡量使用正面鼓勵，避免負向評論。避免標語如「若無法克制自己，你就是失敗者！」、「意志不堅定，你就是豬！」這樣就算短期有效果，長期下來指是充滿負面暗示，打擊自己信心，體重也減不下來。同樣地，若看到其他肥胖的人，心裡就想「他一定個性懶散、又臭又肥！」、「他就是太貪心才那麼胖，我才不要跟他一樣！」這種單一偏頗的價值觀，就像用有色眼鏡看待這個世界，看到的都是負面的、不開心的，對自己跟他人都不公平。

用多種標準看人，而不是只看到自己或他人的體重。吝嗇小氣的同事也會偶有貼心關懷的舉動、愛計較又彆扭的朋友也會有主動付出的時刻。拋開刻板印象，多發掘自己跟他人的優點，用多重觀點看這世界，能提升心靈，對健康跟體重標準也能有新的體悟。

筆記五：定時記錄體重日記之餘，也要記錄情緒日記

許多從醫學角度來看身材合理、並不需要積極減肥的患者，追根究柢是因為自信不足。

自信包含幾個層面：自我能力、自我期許、他人評價與

現有狀態等。一個資優高材生，能力強，工作績效一百分，但若自我期許一百二十分，家庭事業完全兼顧，那也可能自信不足；能力跟自我期許都相當優秀的人，可能其他家人表現更優秀、錢賺更多、沒能受到親友支持與鼓勵，那也可能自信不足。各方面都良好的人，卻因為大環境不好，現有狀態就是「失業待業中」，這樣也很難擁有健全自信。

自信不足，自我評價低，情緒自然受影響。若養成用「暴食」、「拒食」、「拼命運動」等激烈飲食及作息改變來平衡內在衝突，適度範圍內可視作正常心理防衛機制在運轉，若超過限度，達到飲食體重失調症狀，就需要治療。

飲食疾患患者的治療方法中，其中一項除了飲食日記外，還要另寫情緒日記，並從中觀察兩著是否有相似性，及互相影響、互為因果。減肥不只靠「嘴巴──食物」這連結，更需要「大腦認知──自信──健康體態」的連結。食慾非關嘴舌，而是從大腦食慾及飢餓中樞發出訊號、健康體態與自信自強也是大腦自我觀感認知的綜合結果。從大腦認知出發，減重可以減得既有效果又提升自信，更重要的是提升健康的體適能與健康的精神心理狀態！

Q³² 因骨刺而失眠，應該怎麼睡？

身體原本就會隨年齡逐漸退化，除了藉由運動調整外，改變日常生活中的一些小習慣，以及挑選適合自己寢具，都能改善落枕問題喔！

「醫師，我失眠，一直都睡不好！」阿榮是四十多歲的男性，平常在市場賣水果，這天因為長期睡不好，透過朋友介紹來到我門診。

我看他脖子上貼了兩塊藥膏，一看病歷，阿榮長期在骨科追蹤，偶爾拿些止痛藥。

「你看骨科是怎麼了？」我問他。

「老毛病，醫生說頸椎腰椎有點骨刺。」阿榮語氣有點無奈。

「要不要緊？有沒有壓到神經？平常會不會麻？」看得出阿榮為此應該痛很久了。

「還好，但手有時候舉不起來，也時常睡落枕，早上一醒來就渾身不舒服。」他手按著肩膀，用力揉了兩下。

「醫師怎麼跟你說？」

「他說我可以考慮開刀，但是我不敢。」

阿榮的疼痛經驗十分常見。骨頭或關節的慢性退化問題，若是症狀嚴重到需要開刀處理，要讓骨科或腦神經外科醫師處理，最好不要誤信偏方，任意拖延。

然而絕大部分民眾聽到開刀都怕，怕開刀後就「再也站不起來」、「一輩子癱瘓」，轉而尋求民俗療法，希望能讓症狀改善。症狀較輕、原本就能拖延一段時間的，開刀緩些無妨；但若不能拖延的嚴重案例，延誤治療除了骨刺或椎間盤等原本問題惡化之外，神經長期受到壓迫造成嚴重萎縮，變成「開刀也沒用」。

好在阿榮沒有那麼嚴重，於是我建議他由復健科醫師協助評估，依需要轉介物理治療師安排復健。然而最根本的方式還是要從日常生活中做起，所以我給阿榮以下幾點建議：

一、挑選合適硬度高度的家具寢具

許多生活習慣都跟家具寢具息息相關。腰臀有狀況的，尤其是老人家，應該避免長時間坐在沙發上。

過軟的沙發，重心往下集中在腰椎，無法平均分攤體

重，重心過低同樣會在起身時對膝關節造成較大的負擔。要選擇舒適合宜的枕頭，讓頭頸肩肌肉能在平躺時徹底放鬆。若是支撐力集中在一點，為了維持平衡，頸部小肌肉會過度緊繃，甚至輕微痙攣，醒後造成「落枕」現象。

床墊除了要讓腰部有適當支撐之外，膝蓋下最好墊厚毛巾，微微彎曲，避免平躺時膝關節過度伸直。

家具寢具都要實際使用才能依據使用者身材做調整。醫師經常無法到府測量家具是否合乎標準，需要靠民眾自行注意與調整。過舊的家具如床墊等因為承重部位日久易塌陷，失去支撐功能，定期換新能改善這狀況。某些醫療級或特殊設計的家具，針對脊椎保護予以加強，可以跟醫師詢問相關產品或上網查詢。

二、觀察他人坐姿站姿

長期不良姿勢一旦養成，難以自我覺察。透過觀察他人，能夠警惕自己改善。電腦使用者可能由於近視加深，無意間越來越靠近螢幕，鼻子都快貼上去而不自知。看別人則一目了然。上班族可以就近觀察鄰近同事的坐姿，開會時也可以偷偷觀察旁人的姿勢，絕大部分歪七扭八，長期下來不長骨刺都難。

我曾在復健科診所看到怪異又矛盾的景象：坐著熱敷後腰的阿婆側彎著身看報紙、拉脖子的熟女勉強低頭滑手機、前臂貼電療片的OL手肘騰空拿著報紙在看。不正是因為這些日常不當姿勢讓筋骨疲勞才來做復健的嗎？連「復健當下」都無法暫停這些不當姿勢，更不用說回家後故態復萌。這樣復健效果自然不好，久久不癒。

我在轉身觀察他人的當下，發現過於專心，忘了自己也因為肩膀疼痛而在電療，趕快端正坐姿，閉目養神，兩肩放鬆，乖乖復健，避免犯了同樣的錯誤。

三、適當休息與復健

若是筋骨舊傷，醫師會建議偶爾使用藥物、規律復健，最重要的是充分休息。「休息多久？」「少說三個月！」「蛤？」大部分的患者都不能接受，身體復元的速度其實比想像中要慢得多。

「我是書法老師，要停課三個月怎麼可以？」手腕疼痛的張老師無法置信，居然要那麼久才會好。他忘了當初就是因為過度使用才會造成長期發炎，「手腕過勞」，現在超過極限，終於受傷了，要好當然沒那麼快。

「我上次去貼中藥就不痛了耶！誰知道那麼快就復

發。」

醫師告訴他：「我開立的消炎止痛藥也可以讓你不痛啊！更何況你沒有充分休息，不是舊傷復發，是根本還沒全好。」

「我戴護腕能不能好快一點？」張老師問。

「護腕不是讓你快點好，而是限制活動角度，強迫手腕休息。戴了護腕還拼命使用，是本末倒置。」追根究柢，充分休息是關鍵。

四、伸展筋骨角度要夠

若是舊傷已經復原，但因為姿勢不良或久坐想伸展筋骨，次數跟力道不是最重要，反而要著重「伸展角度有沒有達到一定程度」。以最簡單的肩頸伸展練習，重點在於是否有充分伸展。

肩頸伸展練習：右手扶著頭頂，兩肩放鬆，頭部自然向右下方下垂。右手切勿強拉下壓，讓頭部重量自然牽引。頭垂下時左邊頸部會逐漸緊繃，在最大角度停留十到十五秒鐘。之後換到左手扶著頭頂，向左下方下垂，同樣要特別注意兩肩勿聳起，盡量充分放鬆。

五、鍛鍊肌力增加關節穩定度

少數患者會自費在關節內施打玻尿酸，也能減少關節磨損，但追本溯源，還是要適當使用、小心保護，才是長久之道。

身體原本就會隨年齡逐漸退化，若平常就有運動習慣，增加肌肉強度，間接增加關節穩定度，提供骨骼額外的支撐與保護力，減輕關節某些角度的重量負擔，就能減少磨損、「延長使用年限」，別人不注重保養，跟六十歲就磨損厲害的比起來，能比別人多用上七年、八年，就是賺到！

上班族可以這麼做

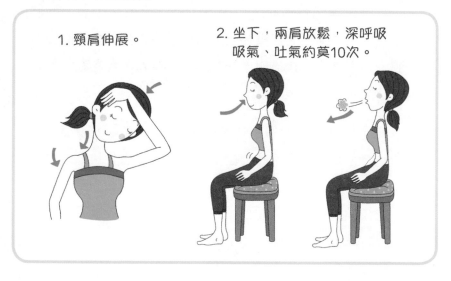

1. 頸肩伸展。

2. 坐下，兩肩放鬆，深呼吸吸氣、吐氣約莫10次。

Q³³ 女性月經週期為何容易失眠？如何改善？

一個人血壓忽高忽低、心跳忽快忽慢，身體一定不舒服。荷爾蒙的激烈變化，當然也會造成身體某程度的改變，因而睡不好。

「醫師我太太那個來的時候容易睡不好，脾氣又大，怎麼會這樣？她也還沒有更年期啊！」張先生這天陪他太太來我門診，講到這時張先生完全沒注意到他太太沒好氣地翻白眼，於是我花些時間告訴張先生關於女性生理周期的荷爾蒙變化。

人體內荷爾蒙有許多種，參與女性生理周期的主要荷爾蒙就有四種：黃體素、促濾泡成熟激素、雌性激素、前列腺素等。這些荷爾蒙濃度的起伏造就排卵乃至月經週期的子宮內膜剝落，可說是相當劇烈的變化。若一個人血壓忽高忽低、心跳忽快忽慢，身體一定不舒服，荷爾蒙的激烈變化當然也會造成身體某程度的改變。

若要讓男生也了解這種困擾，先不說別的，就先說關於「自我形象」的焦慮吧！假設A君到高級餐廳吃飯，穿著白襯

衫西裝褲，準備享用美食。結果那麼巧，一不小心讓一滴鮮紅的蕃茄醬滴到胸前的白襯衫上。A君這時應該氣急敗壞地想趕快弄乾淨，甚至立刻衝到洗手間對著鏡子拼命擦。「待會要見客戶呢！」A君又惱又怒，自己弄的只能自認倒楣，若是服務生失誤弄的非得要她負責到底不可！回到桌上，即使原本鮮紅的汙漬只剩下橘色的淡斑，但A君這頓飯吃得非常不安穩，不時低頭注視那塊汙漬，像用眼神就能洗淨、恢復潔白般期待著。回家路上也心神不寧，一到家就脫下襯衫，覺得整天都不順利，結果害自己生意也沒談好。

光是一滴蕃茄醬就如此，何況連續好幾天、晝夜不停、量又多、固定每個月來一次？睡覺時就好像穿著被雨水打濕的衣衫卻不能換下般痛苦，睡不好也是意料中之事。

這不只是心理層面的「自我形象焦慮」的問題，荷爾蒙及生理變化衍生的各種身體不適，更直接造成對精神及情緒的干擾。「經前症候群」就是描述這種狀態。

「那有沒有甚麼藥物能夠治療經前症候群？」張先生第一個反應就是希望能夠用藥「治療」他太太。

我告訴他，這種症狀沒有特效藥，但做先生的可以每個月那幾天特別溫柔些，也可以多管管小孩，讓小孩子乖一點，不讓張太太操心。

「等到你太太發脾氣了，你才去做，才去改善，不就是等於變相鼓勵你太太發脾氣嗎？搞得她好像原本就很愛發脾氣一樣！」我告訴他。

　　張太太點頭說：「是啊，我是整個人身體不舒服，是比較暴躁，但我也不想啊！如果他能夠先體貼我，我應該會好一些。」

　　張先生倒是很配合，說回家之後願意試看看。下次返診，看到兩夫妻手牽手進診間，兩位臉上都笑咪咪，盡在不言中。

Part 3

日常生活的因應之道

失眠不是無藥可醫,而安眠藥更非治療萬靈丹!從自己的生活習慣開始培養起,一天只要5分鐘、負面觀念全拋開、動手寫健康日記,你也能夠甩開失眠,一覺好眠到天亮。

Q³⁴ 時差為何會造成失眠？

在全球化的時代，為了工作在國際間長途飛行司空見慣。異地過夜造成的失眠成因，不單是改變時區的因素，還包括更多環境性的因素，例如水土不服或生活節奏改變等。

全球依據經度分成二十四個時區，方便計算各地時差。台灣是白天，美國是半夜。網路興盛緣故，歐美將很多客服專線外包到印度，所以晚上撥打美國客服專線，接電話的很可能是講印度腔英語的外包員工。他們是白天上班時段，所以不需夜間工作加給，工資也比美國便宜，業務跨海外包成了趨勢。

但還是有很多工作需要面對面討論，無法用視訊會議完全取代。所以有些行業的主管乃至於採購，要當空中飛人，每個月甚至過兩周就要全球飛來飛去，到世界各大城市展開工作。

「時差」就是指在不同時區之間來回穿梭，當地時間是早上八點，生理時鐘卻是凌晨三點，難怪呵欠連連，狂灌咖

啡也提不起精神。當地白天的戶外光線照射眼睛，讓大腦調整生理時鐘，但原本的生理時鐘設定此時是讓身體進入休息狀態，兩者不協調，大腦感到疑惑。經過幾天調整，兩者一致，才能發揮最佳工作狀態。

除了時間跟光照本身的差異之外，還有「水土不服」的因素在內。全球各地的經緯度不同，氣候當然有所差異。氣溫、濕度、日照傾斜的角度，微妙的變化影響生理狀態。

從地球科學的角度來說，其實地球也不是完整圓形，海拔高低不同代表著地心引力強度也有些微變化。科學家經過研究發現，若以地磁及地心引力強度做區分，地球非但不是圓形，連規則形狀都稱不上！

再來就是作息及工作型態的變化。即使是觀光旅遊，假設抵達時間是法國巴黎清晨七點，生理時鐘是台灣下午兩點，但由於長途跋涉、飛機上也沒睡好，整個人頭昏腦脹。但因為要團體行動，導遊依舊按表操課，開始一天的參訪觀光行程。晚上回到飯店，幾乎體力透支。

若是商務旅行，更是一下飛機就神經緊繃，開始準備資料，希望達成工作目標，不虛此行。這些都是跟原來在地生活不一樣的生活節奏，不是拼命玩就是拼命工作。這些都會讓身體進入緊戒狀態，好應付各式各樣的驚喜（以觀光而

言）與挑戰（工作）。

　　最後就是更換睡眠場所的緣故。有人睡覺會「認床」，不是自己熟悉的床舖就睡不好。所以到外地工作，各地飛來飛去，睡眠環境、外在環境、生活節奏全都有變化，身體自動調整因應這劇烈變化，當然容易失眠，因為睡眠狀態終究是腦功能變化中最明顯表現出來的一環。如何克服時差與「認床習慣」，將在其他章節中分述。

Q³⁵ 如何克服認床造成的失眠？

有人喜歡睡硬板床、有人喜歡睡彈簧床。有人一定要開空調才睡得著、也有人光靠電扇就能度過炎炎夏日。因人而異，這也往往導致「認床」的情況產生，進而產生失眠。

人體在表皮或關節處等滿布「感壓偵測器」，會探測身體各部位的重量，藉此調整姿勢，是屬於神經末梢「溫覺、壓覺、觸覺、痛覺」之一。本體感覺不好的人，平衡有問題，肢體動作不協調，睡眠時身體也可能無法完全放鬆。

尤其有些會認床的人，身體會自動記憶睡眠狀態的姿勢，若枕頭床墊無法達到習慣配重，無法讓身體記憶符合平常的睡眠姿勢，肌肉就無法徹底放鬆，最後輾轉難眠，「喬」來喬去都無法喬到最舒適的姿勢，勉強睡著了，隔天精神也不好。

因為「認床」而發生失眠問題的，通常是因為外出旅遊、搬家、異地出差等因素而不得不改變睡眠環境。若移動距離跨越時區，到了別的國家，環境改變更明顯，生理也會有相對的反應，這在「時差」章節中曾描述過。

可以利用以下幾個方法，讓「認床」造成的影響降低	
攜帶枕頭套	既然無法帶著床墊跟枕頭出國，那就帶著枕頭套走吧！合宜的睡眠情境裡頭，「嗅覺」其實佔了很大一部分。頭皮會分泌油脂，枕頭套上的污漬就是沾染部分油脂混合汗水。只不過每天聞，已經習慣了，不以為意。若到外地，攜帶「平常睡的、還沒洗過的枕頭套」，熟悉的氣味能夠幫助入眠。若覺得太油膩太髒，稍微水洗後晾乾，或改帶平常用的小毛巾、小被子，也有類似的效果。
準備「睡前音樂」	環境裡面「聽覺」也佔了很大一部分。有人在「完全寂靜無聲」的狀態下反而會耳鳴，整夜睡不著；住在鬧區的人可能已經習慣偶爾經過的汽車聲，有人習慣郊區蟲鳴鳥叫。若睡前有聽輕音樂習慣的，可以攜帶睡前音樂播放，協助入眠。
慣用藥物	若已經開始接受失眠治療的患者，原本就睡不好了，睡眠環境改變那麼大，更要攜帶慣用藥物，以備不時之需。國外就醫拿藥都不方便，語言又不通的話，還是依照自己的健康情形準備好慣用藥物，以免旅遊掃興。

睡前儀式	睡前固定做伸展操，或洗臉刷牙，擦保養品或乳液等，盡量維持固定的睡前儀式習慣。固定的「行為序列」，能讓大腦得到暗示，順利調整作息。設備齊全的旅館都會準備住客使用的牙刷牙膏等沐浴個人衛生用品。若自行攜帶相關器具，熟悉的牙膏味或洗髮精都能增加熟悉感，減少認床伴隨的失眠。
香水或芳香精	再次強調「嗅覺」對於穩定睡眠的重要性，有些芳香療法也是利用嗅覺來穩定情緒，促進安神效果。攜帶平常使用的香水或體香劑，能夠舒緩到異地的陌生感。

Q³⁶ 住院病人容易睡不好如何改善？

住院病人容易睡不好。大至因為需要跟素未謀面的同室病友協調作息，小至如使用浴廁等小細節，都可能引起失眠。

住院病人容易睡不好。除了從家裡換到醫院，整個環境可能不適應之外，住院期間基本上是團體生活，需要跟素未謀面的同室病友協調作息、甚至看護家屬之間也要互相適應，如使用浴廁等。等待醫師查房，鄰床病友間也會相互連繫，幫忙把在視聽間看電視的鄰病家人喚回，聽主治醫師講解病情。

即使是單人病房也是團體生活的一種，醫院訂餐按時發送，不是家中要吃就吃，有整套廚具可使用。熄燈與訪客時間跟就寢熄燈等起居作息也有限制，不若在家中興致來了就聊到半夜。

這是環境因素，內外科住院患者如此，加護病房管制流程更細膩，每個醫療步驟都按時程推展治療計畫並由工作人員記錄。更不用說加護病房因為空調滅菌及其他嚴格感染

控制標準的緣故，少有對外窗的日照，也無法跟鄰床病友聊天，連家屬看護都無法就近照料，訪客時間更只有一天數次短暫會面。

更何況加護病房多為重病患者，各式生命徵象儀器如心電圖、自動血壓或人工呼吸器等，二十四小時不間斷發出機械性的機器嗶響。患者身上管路管線一堆，遇到鄰床病況差的，一個晚上可能醫療團隊上演好幾場「心肺復甦術」、「急症搶救」，就算自己本身病況不嚴重而且好轉中，看到鄰床這般，心理難免受到影響。

心理層面之外，其實更重要卻被忽略的是「生理因素」。很多患者尤其是住在一般病房，病症並不危及生命的住院病人，覺得住院「很無聊」、「整天躺著」，晚上也睡不好。然而不要忘記，之所以需要住院治療，還是因為生理疾病達到一定程度，需要住院密切觀察及評估，讓治療計畫推動順遂。

以中等程度肺炎感染患者為例，住院期間抗生素已經由靜脈點滴注入，有效抑制細菌，控制感染範圍；發燒畏寒等生理反應也藉由藥物獲得緩解，因此患者推著點滴架四處趴趴走，臉上也沒有痛苦表情，甚至感到有些無聊。實則體內白血球跟免疫系統大動員，除了要跟抗生素一同作戰消滅細

菌外，還要清除戰場，加強代謝，趕快讓身體恢復原狀。外表看似平靜，事實上是「體內大作戰」的狀態，腦功能受到若干影響，夜眠受到干擾也是合理狀況之一。內科疾病衍生的生理變化，是住院病人睡不好的重要因素之一。

另外因為身體疾病影響造成生理功能退化，長期安養或長時間臥床，需由看護二十四小時協助起居者，也容易睡不好。除了生理因素等上述原因外，缺乏活動的靜態作息也會影響睡眠，在此一併提出相關照護建議：

一、多曬太陽

若長時間在室內待著，缺少日光照射，除了皮膚無法自行合成足夠維生素之外，大腦的生理時鐘也難以校正，白天打瞌睡，晚上失眠吵人。若無法直曬太陽，至少能待在窗邊或打開窗簾，讓多點光線進入。

二、居家無障礙設施

若有坐輪椅的老人家，走道及門框要重新安置，地上減少雜物，浴廁加裝無障礙專用扶手，也有能讓老人家坐著洗澡的椅子，讓看護能在安全的狀態下進行居家照護。適當照明，不要為了節省電費而晚上黑漆漆迷迷糊糊上廁所時跌倒。視覺是平衡感的重要依據之一，適當照明，眼睛看得清

楚,就能減少跌倒機率發生。

三、紀錄每日飲食、排便、睡眠及體溫血壓脈搏

　　住院期間這些生理細節由工作人員記錄,若居家長照患者則由看護定期測量並紀錄。紀錄內容無需鉅細靡遺,而是透過每日記錄觀察其「變化趨勢」。例如每天測量血壓,高的收縮壓每日略有波動,如138mmHg、125mmHg,但若這個月跟上個月比,130開頭的數字比例增加,甚至有少數140開頭,就要注意跟醫師討論病況,有時不是單純因為血壓常態性升高,有可能是因為不會說話的患者有疼痛或其他生理壓力造成。

　　除了「變化趨勢」之外,突發性的數字異常也是關注焦點。例如突然發燒可能是感染或缺水、突然高血壓可能是中風或劇烈疼痛。異常極端值的發生可能暗示突發性醫療狀況,需要提早返診或緊急送醫。

四、多看電視、聽收音機,明顯處擺放定期報時的大型日曆鬧鐘

　　照護者白天多幫忙打掃家中,也許因語言隔閡少跟患者聊天,家人則偶爾訪視或白天忙於工作。這時可在白天將電視或收音機音量開大,增加腦部刺激。就算患者眼矇耳背,

或根本沒在看沒在聽，但都能增加其外界刺激，將環境設定做白天夜晚區隔。即使臥床行動不便患者，白天定時推輪椅外出或坐在窗邊，其他時間也將床頭搖高，避免躺臥久睡。另外可以購買大型日曆鬧鐘，定期報時，讓老人家知道今天民國幾年幾月幾日，現在上午下午幾點鐘。定向感清楚，也能改善思路，活化大腦。

五、建立緊急連絡網並與社會資源連結

少子化結果，家庭型態也由傳統大家庭變為小家庭。建立緊急連絡網，必要時能迅速通知各親友，讓鄰里社區能緊急應變，也讓救護車系統能及時送醫。某些弱勢族群或獨居者還有社工、訪視員、公衛護士或團體義工能協助起居，定期訪視及緊急連絡，都是政府規劃的綿密社會資源，家屬可盡早熟悉連結，以備不時之需。

Q³⁷ 性向測驗、星座、血型為什麼跟失眠有關係？

許多失眠患者常被親友指責「想太多」，實際上是統計的邏輯陷阱讓失眠個案患得患失，徒增煩惱。透過理性思考減少邏輯謬誤，就能減少焦慮緊張，進而改善失眠。

「你是哪種血型？」常聽說血型A的人個性溫和、B型不拘小節、O型活潑、AB型雙重性格。血型分析個性的書籍或心理測驗很多，到底有沒有依據？會不會哪種血型的人特別容易失眠？

目前醫學研究，從醫學院裡的教科書到專科臨床經驗，並無血型決定個性的說法，也沒有研究證實不同血型的人在病症上會有明顯差異。白話意思就是：沒差。

有人會疑惑：第一段寫的血型個性分析跟自己很像啊！為什麼不對呢？那麼看看下列描述，猜猜看小明是甚麼血型？

「小明個性溫和，平常不拘小節。這天參加活動時很開心，交了很多朋友，有人說他那天看起來很活潑，小明說：

『其實平常我喜歡一個人靜一靜。』」

上段描述乍看之下很合理，其實全包含了四種血型的描述，只不過相信血型論的人容易對號入座，加深自我催眠印象。目前也沒有醫學研究能證實星座理論的正確性，僅有少數研究發現季節變化如氣溫或日照對於體質跟疾病略有影響，但也尚未定論。

大部分對算命、塔羅牌、或星座性向測驗等津津樂道者，通常也僅止於興趣，但總有少數人十分著迷，指證歷歷，覺得星座運勢奇準無比，這是怎麼回事？

今天若有個街頭魔術師聲稱有超能力，當著觀眾面前拋硬幣然後預測正反面。猜對一次可以說偶然，猜對兩次可以說幸運，連續猜對十次，除非作弊，否則觀眾即使不相信魔術師有超能力，起碼也相信魔術師用某種方式控制拋幣正反面，對吧？

然而用數學簡單計算，就可以知道，魔術師即使不用動任何手腳，任意猜測正反面，每1024個觀眾當中平均就有一位觀眾會遇到魔術師完全猜中的狀況（2的十次方）！若有十萬個觀眾，那麼堅信魔術師預測能力的觀眾就高達一百位！

技術在哪裡？沒錯，就是利用統計學創造的障眼法，以

及「所有表演，魔術師跟觀眾都是一對一進行」這個原則。

　　透過網路以及電腦計算，少數不肖業者利用這種障眼法進行網路詐騙：招收網路會員，發送預測某支股票將會上漲或下跌的消息，簡訊傳送到每個網路會員的手機裡──只不過簡訊內容有兩種：一半發送「明日將會上漲」的預言，另一半發送「下跌」的消息。

　　每個會員互不相識，也不知道彼此的簡訊內容是否一致，符合「所有表演，魔術師跟觀眾都是一對一進行」這個原則。

　　若股票真的上漲，有一半數量的會員以為自己收到「正確的預測」，電腦自動將這群會員挑出，下次再針對這群會員發出兩種不同的股票預測。不用到十次，會員就會捧著大把鈔票登門拜訪業者，要求加入成為「高級會員」，要求繼續能夠收到這神準無比的股票預測─連續幾次都那麼準，若不是內線消息，就是分析老師經驗老到，下次要押大的狠狠撈一票！結果當然可以預知：一半的高級會員以為自己再次押對寶，另外一半終於第一次發現神仙也有不準的時候。等到跟系統商求償，業者不是逃之夭夭，就是無辜地聲稱「一切資訊僅供投資參考，請自行審慎評估下單！」。

　　統計歸納的大數法則可以提供概括性的預測，方便我

們在日常中的小事上頭做決定，其目的充其量是為了節省
腦力。遇到大事還是要仔細思量，避免掉入「數學邏輯陷
阱」。閱讀血型星座書籍用來參考娛樂、茶餘飯後無妨，要
想靠這升官發財、一飛衝天，失望的機率可能大得多！

Q³⁸ 我可以跟朋友借安眠藥來吃嗎？

安眠藥屬於管制藥物，除了醫師開立處方管制之外，病患應該也要相對負責，將此類管制藥物小心保管，避免他人誤食。

「醫生，我睡不著，能不能開安眠藥？」來院初診的張先生一見面就問我這句話。

「你開這種給我就好了，我朋友曾借我吃過，很有效，我已經吃好幾個禮拜了！」他從口袋裡拿出一顆藥給我看。

我看了大吃一驚，問他：「你知道這是甚麼藥嗎？你知道這藥為什麼這麼有效嗎？因為這是目前最後一線，最強效，最重的安眠藥！」

張先生懊惱地說：「怎麼辦？我八十多歲的媽媽前幾天睡不好，我交代外籍看護每天拿這個藥給我媽吃！這會不會怎樣？」

安眠藥屬於管制藥物，除了醫師開立處方管制之外，病患應該也要相對負責，將此類管制藥物小心保管，避免他

人誤食，更不用說在未經醫師處方下任意拿給別人「試看看」。

況且每個人失眠的狀況大不相同，光是安眠藥就有十幾種以上，搭配患者適應程度，藥效也有不同。另外，藥拿給別人吃，自己就少了。到時候又要求醫師增加藥量，無意之間加重劑量，得不償失。

同樣是失眠，有人服用的藥物根本不是安眠藥。有人是因為情緒過度反應引發的失眠，可能服用的藥物屬於提升腦中血清素的抗憂鬱劑，有人發病主因是由於思考變異引發失眠，服用的藥物屬於降低腦中多巴胺濃度的抗精神病藥物，各種藥物大不相同，吃錯藥可糟糕！

健保規定，病患就診需要親自到場。精神科的診斷主要由病史跟患者實際互動表現推估診斷，醫師跟患者面對面的會談非常重要，不像內科有抽血檢查或X光、心電圖檢查輔助診斷。

某些家屬或朋友會找醫師問：「醫師，我有一個朋友，他自從跟女友分手之後就悶悶不樂，他是不是憂鬱症？」、「醫師我小孩的老師說她上課不專心，說有可能是過動症。她是不是真的這樣？」這種模糊的描述對醫師來說很難「猜」。因為常人只先觀察到患者的外在表徵，很難完整描

述患者的內在世界。要光憑著一個人身上穿的衣服，要去猜這個人的姓名，無論旁人將衣服飾品描述得多麼詳盡，沒有最關鍵的資訊，還是很難猜出這個人姓名叫甚麼。

醫師要面對面見到病人，多方推敲，加上後續門診追蹤才能逐步依病情安排最合適的治療給患者。朋友之間並無受過醫藥專業訓練，任意借藥，跳過診斷這一部分，只求吃藥後昏昏沉沉睡著的表面效果，不但可能延誤病情，還可能造成長期危害，不可不慎！

Q39 安眠藥貴的好？還是便宜的好？

不是安眠效果越強的藥就越昂貴，特別是安眠藥仍需要醫師開立處方，讓醫生做一次性評估，患者也能盡早痊癒。

少數患者聲稱可以透過網路購買強力安眠藥，也曾聽聞患者因為不想留下健保資料，選擇自費看診，同時負擔藥費的。到醫院看病卻發現，這些藥的費用並不貴，但卻不能自費購買。這怎麼一回事？有的安眠藥很貴，有的很便宜？

藥物是醫師依照患者病情需要開立，不是買賣行為。尤其精神科用藥很多屬於管制藥物，照道理此類管制藥物，應該開立一、兩週就要回診評估。所以基本上沒有「找醫師自費購買安眠藥」這種邏輯。

以安眠藥論，醫院進貨的藥物成本並非以藥物效果為售價依據。意思是說：不是安眠效果越強的藥就越昂貴。以兩種安眠藥A跟B比較好了，A藥效果比較輕，對身體負擔比較小，但因為最近剛上市，售價比較貴。B藥效果極強，對身體負擔較大，但歷史悠久，售價低廉。

現在若需服用安眠藥，當然是越輕越好，避免越吃越重，所以應該選用A藥。若因為療程緣故，不得不服用B藥，長期下來應該盡早換到A藥才對。然而這種「既多花藥費、效果又比較弱」，實在很難跟患者說明白。好比去吃西餐，飯後甜點的成本居然比主菜牛排還要貴！看似不合常理的邏輯，其實再合理也不過──醫療並非商業活動，不能完全用成本與價格來衡量藥效與療程計畫。

所幸藥費由健保買單，但也因此少數民眾缺乏自制力，總是要求開立更多種更多量藥物，某些私人醫療院所不得已想出「自費負擔」這個方法，希望「以價制量」，用被動方式減少藥物濫用的可能性。

安眠鎮靜類藥物大部份成本低廉，抗憂鬱劑的成本較高，甚至可能高上五倍不止！抗精神病藥物更不得了，有的新藥一顆甚至成本要近百元！

不同種藥物，適應症不同，不會因為抗精神病藥物較昂貴，失眠患者就改吃這些藥。

患者應該跟醫師詳細溝通，對藥物有充分了解。若有興趣，也可以直接詢問藥物價格。但要記得價格只是參考，更重要透過充分溝通，讓醫師能對症下藥，患者盡早痊癒！

Q⁴⁰ 睡不著可以到醫院打針好好睡一覺嗎？

急診二十四小時開放，但是隨時會診精神專科醫師的急診並不多。但萬一真的睡不著，先到醫院讓醫生看診評估後，再做決定。

夜半輾轉難眠，怎麼睡都睡不著，能不能突發奇想，到醫院打針，好好睡一覺呢？半夜沒有門診可看，只能掛急診了。然而急診「兵荒馬亂」，大家都在忙。能不能讓我打個針，找個病床躺著，睡飽了就走呢？

國內急診二十四小時開放，也不會無故拒絕病人，但能隨時會診精神專科醫師的急診並不多。失眠患者若想要掛急診找醫師看，我會給以下建議：

一、失眠不需要掛急診

急診設置主要是為了危及生命的緊急醫療。失眠本身對生命沒有緊急危險，屬於最輕的檢傷分類的五級，處理等候時間可能被排在最後面，等上好幾個小時都有可能，等到醫師診視時已經自行睡著了。

二、急診室不宜久留

　　醫師擔心內外科病情進一步加重，需要隨時評估病患，才會安排留置觀察。若只因為「吃藥打針後還是很累，想找一張病床躺著好好睡一下」、「頭還有點暈暈的」等輕微症狀，且無惡化跡象，最好還是趕快回家休息。慌、忙、亂的急診室真的不適合輕症病患久留。

三、要看精神科急診還是門診？

　　有時急診醫師緊急照會精神科醫師，大多數是因為嚴重精神病發作、幻覺妄想強烈而需要緊急處置，少數患者因為情緒低落伴隨自傷自殺意念而前來求治。除此之外都是轉介門診追蹤治療，會談深度較足夠，醫療資源連結也較豐富。

四、急診不做心理治療

　　曾有小朋友不吃飯，家長懷疑得了厭食症，假日帶來急診，要求醫師「好好跟他小孩聊一聊」。國內急診人滿為患，通常連個能安靜談話的地方都沒有，三更半夜也不適合做深度心理治療。按照檢傷分類，由於沒有立即生命危險，這類患者還是轉介門診為宜。

五、送醫／報警大不同

酒醉打架、吸毒嗑藥、行為無法自控而干擾社區，遇此情形應報警處置。有些家屬長期對於酒精或藥物濫用的家人無能為力，趁機叫救護車把病人帶到醫院，要求醫師「把病人關起來強制戒酒戒藥」，以現行規定是無法達成家屬期待的，還是轉介矯正署戒治單位或精神科門診追蹤治療為宜。

Q⁴¹ 可以住院戒吃安眠藥嗎？

有些患者已經習慣服用安眠藥來讓自己入睡，但是久而久之會上癮。偏偏這類患者約束力低，因此要密集的跟醫師討論，不排除可能要醫院戒安眠藥。

少數濫用安眠藥鎮靜劑的患者，習慣性到處找藥吃，逛遍各家醫院精神科，不願照醫師指示服藥。這類患者自我約束力低，對服用藥物的自我控制力差，需要跟醫師建立治療同盟，密集返回門診追蹤，治療效果才會好。

另外有些患者同時合併失眠、情緒低落甚至產生自傷意念、極度焦慮或恐慌等，但又不同於重大精神病如精神分裂症、也無幻聽、妄想、自言自語等嚴重精神病症狀。這類患者有時需要住院治療，但有設置精神官能症專屬病房的醫院較少，多跟重大精神病患者同住一個病房。

大部分住院治療的患者，是屬於重大精神病，如上述精神分裂症或情感性精神病患者為主。一般民眾對於精神科病房有許多想像，好的壞的都有，在此對住院環境做簡單介紹：

「界線」是保護也是限制

精神科病房有別於內外科病房，規矩很多。定時廣播作息時間、打電話、用餐、甚至借用私人物品都有相關規定。看似重重限制，實際上是為了提供保護。許多患者遭受環境壓力而觸發急性發作，將這些外在紛擾隔開，提供平靜的治療環境，是精神科病房的重點。有些適應障礙或人際關係障礙的患者，儘管手機不離身，社群網站的朋友一大堆，內心卻十分空虛孤獨，沒有歸屬感。住院期間無法使用手機，才發現原來平靜存於自己心中，過去都被外在所迷惑。

團體生活

精神科病房強調團體生活，作息一致外，職能治療師、心理師等也會按時帶活動上課。團體生活講究互相協調、互相包容，從跟他人相處當中審視自己的狀態。有些年輕患者會主動協助年老患者取餐或收拾餐桌，互助合作，藉此讓自我功能提升，改善病情。

全日住院著重「隨時評估」

精神科急性發作期間，情緒或病情可能不穩定，全日住院的話能達到「隨時評估」。有的患者或家屬誤會，以為全日住院是「隨時治療」，一下胃痛、一下頭痛，告知醫療人

員後卻「沒藥吃」，以為不受重視，沒得到完美的治療。事實上醫療團隊隨時都在評估病人症狀，而不是頭痛醫頭、腳痛醫腳。有些焦慮度高的患者肚子悶悶的就要求照胃鏡、頭痛就要求做電腦斷層，若治療團隊未經評估就隨之起舞，容易讓患者焦慮度更高，妨礙原本治療計劃的推行。

安全第一

即使是重大精神疾病，若無立即危險、自傷傷人的風險不高的話，多數也能門診追蹤。若是安排精神科住院治療，當然講究人身安全。因此危險物品如皮帶、鞋帶、打火機甚至雨傘（怕被其他患者搶去當作揮打攻擊的武器）等都列入危險物品。病情不穩定時可能要限制活動範圍，嚴重時還要約束身體，避免躁動，讓藥效能盡快發揮，協助病情穩定。

精神病是腦部疾病，不是細菌病毒感染等傳染病，因此無須擔心病房內其他嚴重病人會傳染重大精神病給自己，越住越嚴重。

Q⁴² 安眠藥具有麻醉效果嗎？

過去鎮靜安眠藥危險性較高、稍有過量容易造成危害。況且成癮性較高，容易遭到不當使用。後來開發較安全的BZD之後，就被全面取代掉。

現今最主流的鎮靜安眠藥物是BZD（benzodiazepines），在這種類下另分許多不同性質的分類。只要同屬BZD類藥物，皆具有不同程度的抗焦慮、中樞抑制（安眠）、肌肉鬆弛與抗癲癇效果。個性容易緊張的人，可以選擇抗焦慮效果較強，肌肉鬆弛較輕的藥物，才不會全身軟趴趴；容易肌肉緊繃導致肩頸僵硬、頭痛手抖的人，適合肌肉鬆弛效果較好的藥物。若要說到BZD麻醉效果，效力不大，最多是在麻醉前具有前導效果。

同樣是著重安眠效果的BZD，也區分「起始時間」、「作用強度」、「持久時間」。如果將BZD比喻成跑步選手，有的選手起始時間短，爆發力強，是短跑健將；作用強度高的就好比是越野選手，能克服困難地形；著重藥效持久的就好似馬拉松選手，也許起跑慢、也只能跑平地，但藥效較久，患者服用此類藥物比較不會半夜醒來。

過去鎮靜安眠藥物屬於巴比妥類，目前已經不列入門診處方當中。因為此類藥物危險性較高、稍有過量容易造成危害。況且成癮性較高，容易遭到不當使用。後來開發較安全的BZD之後，就被全面取代掉。

現代醫學對用藥安全的標準逐漸提高，標準也日趨嚴格，少數過去使用的BZD如俗名「一粒眠」等也逐漸下架。怪的是，這些藥物之所以被濫用，就是因為「起始時間快」、「作用強度高」、「持久時間短」，屬於爆發力強的越野選手，但跑不遠。

「吃了很快有感覺，強度又夠」。奇怪了，藥物不是越強越好嗎？怎麼這類藥物特色在於「作用時間短」呢？因為濫用藥物者並不是拿此藥來安眠，而是拿來「派對助興」之用，或是吃了之後要「有感覺」，利用藥物的中樞神經抑制效果達到某程度迷亂感。等到high完，準備離開時，反而希望藥效趕快過去，以免被發現神智昏沉，賴也賴不掉。

另一種藥物濫用者雖然服藥目的單純是要能「馬上睡著」，卻懶得改善不良睡眠惡習。任性地半夜兩點上網不聽勸，硬是要撐著。直到凌晨四點親友都下線時就要馬上睡著，此時身體其實已經「準備起床」，於是一顆藥不夠就自行加到兩顆、三顆、四顆依此類推。作息大亂的結果，變成

日夜顛倒、睡眠不定時、精神不濟、腦功能低下、情緒易怒沒耐心，缺乏自制力又亂抓一把藥吃，雪上加霜。

這世界上不會有完美的藥物，因為再完美的藥物，總會有人想要「多用一些」，直到產生過量危害也不停止。就好像這世界上若有種食物「既美味價格又低廉，天天吃又不會胖」，那總會有人一輩子就只吃這種食物，不顧嚴重偏食營養失衡的後果。

有人滿意於粗茶淡飯，也有人過度貪心、餐餐大魚大肉、高油脂高膽固醇過度肥胖卻仍舊抱怨「味蕾不夠滿足」。人必須吃飯才能補充能量，但「有沒有吃飽」、「有沒有吃得滿足」則來自於大腦。所以最重要、最強大的力量是來自於內心，而不是外在物質。外在物質終究是輔助，大腦功能才是最後結果。對待大腦應像對待另外一個自己，時時關注它、必要時訓練它、節制它、然後和諧共存。腦力強健，就能接近內在更真實的平靜。

一次吞很多安眠藥會不會怎麼樣？

> 各種藥物，無論是否為安眠藥，當然要依照醫囑按時服用。以常識來說，就算忘記少吃、也不要刻意多吃。療效不好，返診時醫師會幫你調整藥物。

「醫師，如果我一次吃下十顆安眠藥，會不會怎麼樣？」小青是二十多歲女生，感情因素讓她時常情緒大起大落，最近幾週開始在精神科門診追蹤治療。

「你有這麼做過嗎？」我問她。

「我平常就吃三、四顆藥才睡得著，已經吃習慣了。」小青蠻不在乎地說。「上個禮拜六我吃過藥還是睡不著，就把剩下的藥都吃完了，吃了快十顆，也只是頭暈暈而已。」

有些患者會試探性地問：「我一下吃很多安眠藥會不會怎樣？」單純就邏輯來說，這問題彷彿就像是「我可不可以一口氣吃下二十顆湯圓？」、「我能不能同時吃下三顆貢丸？」好似無厘頭的腦筋急轉彎，因為正常人不會這麼做。

就算以其他種類藥物比喻，假設醫師開立每天一次，

一次一顆，病人卻問：「我可不可以一次吃十顆糖尿病的降血糖藥？」、「我能不能一次吃十顆抗生素，殺細菌效果好些？」答案也很直覺：照醫囑跟藥單上面寫的吃就對了。

有個比較類似的比喻，就是其他作用在中樞神經的物質。例如「我能不能一天喝十杯咖啡？」、「我能不能一口氣同時抽十根菸？」、「我能不能一次喝完一大瓶高粱酒？」這不單單是無聊的年輕人想要自我挑戰，有的人是想要「不醉不歸」卻怕搞壞身體，所以拿來問醫師。這問題能用常識回答：「藥單怎麼寫你就怎麼吃！」、「凡事太超過總是不好」。

身體會對藥物產生耐受性，也是患者口中的「抗藥性」。以安眠藥為例，身體會抵抗藥效，經常吃的話效果就會打折扣。就像每天喝酒，酒量會越來越不容易醉。天天喝高粱幾杯半瓶的，哪天喝多了、直接灌下一整瓶，後果可能也只是呼呼大睡到隔天。換做平日滴酒不沾的人，卻同樣一口氣狂灌一大瓶高粱，容易發生肝臟發炎、中樞神經過度抑制而昏迷，更可能產生各種併發症如嘔吐繼發吸入性肺炎，造成嚴重感染甚至猝死。同樣一瓶酒，後果差很多。安眠藥也是類似道理。小青口中的「吃了也沒怎樣」，不代表這個行為安全，別人不能如法炮製，甚至小青這次吃沒事，不代表下次這樣做也沒事。

更重要的，是「為何小青那天如此不易入睡？」原來那天小青跟男友大吵一架，原本就睡不好，吃了藥無效。惱怒之下把手邊的藥全吞了，想要靠睡覺忘記一切煩惱。追根究柢，困擾小青的不是「一次吃好幾顆藥會不會怎樣」，而是她的感情問題。了解原因之後，我協助安排小青跟心理師的諮商會談，重新審視自己的愛情價值觀。經過幾次會談，小青跟她男友化解誤會，睡眠改善，也不再有多吃、亂吃藥的問題發生了。

Q⁴⁴ 有人喝茶喝咖啡會失眠，為什麼我喝茶喝咖啡卻不會？

有人喜歡喝茶、有人喜歡喝咖啡，每個人的代謝不同，耐受性也不同，所以不見得喝咖啡的人就會睡不著，不喝咖啡的人就容易睡得著。

有人每天早上喝濃茶或咖啡提神，少喝的人卻一喝晚上就睡不著覺。喝習慣的，一天兩、三杯咖啡，晚上照樣呼呼大睡。除了每人代謝速率不同以及茶、咖啡濃度不一造成的影響外，最重要還是身體的耐受性。茶裡面有茶鹼、咖啡裡面有咖啡因，都是作用在中樞神經，能讓意識警醒的化學成分。嚴格說來，要說這些物質具有某種程度的中樞神經興奮作用，也算正確。少喝咖啡的人，短時間喝下一整杯咖啡，不但精神亢奮，也可能促發心悸、手抖。

所謂人體耐受性，就是經由不斷刺激，身體產生適應，降低化學物質的生理作用。喝咖啡也照樣睡得香甜，是同樣道理。經常喝酒的，體內負責酒精代謝的酵素會逐漸增量，變得比較不容易喝醉，因此酒量是可以「訓練」出來的。然而，即使能夠快速代謝，這些物質的累積量依舊會加重身體

負擔。認為自己喝茶喝咖啡不會失眠的人，還是要注意每日建議最高飲用量，避免無上限地越喝越多。

綜觀長久的醫藥歷史，人類就不斷尋找具有提神效果的物質。透過食用這些植物或藥草，能夠減緩不適、增加注意力，間接也認為自己力氣增加，體力充沛。除了茶、咖啡之外，檳榔、菸草也屬於這類物質。這在遠古狩獵時代有其重要性，當時人類無非想要增加力氣來跟野獸搏鬥，讓自己在弱肉強食的時代能生存下去。一直到現在，少數人還存有「吃腦補腦、喝血補血」的食補觀念，儘管許多食補理論已經被科學證實無效。

若跟土著宗教或巫醫傳統結合的話，一些更具有中樞迷幻效果的藥草，如大麻葉、古柯葉等，能扭曲感官經驗，藉此來獲得神諭或預言。現代研究顯示，這些都是透過刺激腦神經，讓腦內訊號混亂，於是產生各種「看到音樂」、「聽到七彩虹光」等錯亂詭異的感官經驗。

化學家為了種種目的，將這些物質透過提煉純化，希望能找尋新的使用方法。然而使用者總是能異想天開地濫用，而非依照原先的目的使用。原先從罌粟提煉嗎啡是要當做止痛劑使用，但由於其效果過強，所以不需止痛的人也濫用嗎啡。為了減少嗎啡濫用，藥學家尋找其他種類止痛劑，卻找

到更強大的毒品——海洛因。當初不知危害如此之甚，命名還是從英雄hero衍生而來的heroin（海洛因），表示其效果之強大，後來證實害處遠大於好處，具有強烈成癮性。

物質成癮會讓大腦內部聯結產生變化，強烈的成癮性毒品甚至只要腦中想像到類似的畫面，就能讓腦部輕微放電，製造幻覺。好不容易戒毒一段時間的患者，腦部因為毒品危害，某些部分已經永久受損，就像電線短路。在很長時間沒用毒品，也容易因為某種觸發因子，讓腦部短路處重新接電，引發強烈的生理症狀及渴求解癮。

聲稱意志力能克服毒品成癮性的人，就好像盲信喝下鹽酸食道卻不會嚴重灼傷一樣，毫無邏輯可言。因為人並無法自由控制腦內電位，就好比賽跑選手絕對快不過噴射飛機一樣，毒品對大腦的危害與破壞，不只是意志力夠不夠、有沒有決心的問題。從茶、咖啡，衍生到香菸、酒精、檳榔，乃至於各式各樣濫用的毒品，雖然嚴重程度不一，不能一概而論，但使用者不知不覺中都讓這些物質給制約了。「每天喝杯咖啡而已，有那麼嚴重嗎？」也許有些讀者會這麼想。好吧，那麼試看看，戒一個禮拜不喝咖啡怎麼樣？內心開始冒出小小掙扎了吧？別擔心，只要開始思考「我如何不讓物質制約我的自由意志」，就是開始向前邁出一大步，走向心靈自由的起點！

Q⁴⁵ 哪些食物可以幫助睡眠？

不要過度迷信「吃甚麼可以助眠」「用甚麼油可以降膽固醇」等商業廣告。最健康的飲食就是天然食材，簡單調味，最好還能親自烹煮。若因為標榜健康的廣告而盲目消費，容易掉入商業廣告陷阱當中，喪失寶貴健康。

清淡調味、吃時令蔬果

消化系統三餐定時工作，晚上休息。因此最佳幫助睡眠的飲食，就要從降低腸胃消化負擔著眼。清淡調味搭配時令蔬果、新鮮簡單，避免油、鹹、辣、醬，也要避免過度刺激性蔥、薑、蒜調味。作息正常，搭配飲水及青菜纖維，排便才會順暢。讓腸胃能夠吸收均衡營養，晚上能休息，自然降低失眠發生率。

工商業社會大家忙於工作，三餐皆外食者大有人在，更有人連速食、簡餐都省了，直接到便利商店搞定三餐，吃完才回家哩！餐飲業者也抓住消費者追求健康的心理，強調標榜健康、方便、經濟、美味的完美料理。然而，真有這種好康嗎？天天吃的外食裡頭，你想過裡面到底添加了甚麼？

餐廳追求利潤，廚師烹調美味，原本就天經地義，但經常魚與熊掌不能兼得。若能充分發揮食材鮮美，調味簡單又好吃，是每位廚師的夢想。然而餐廳老闆為了追求利潤，食材上面只好改選成本較低的替代品，於是各種人工調味或是化學添加物大行其道，劣幣驅逐良幣。講究食材的的餐廳不得已提高售價，不然就是乾脆關門大吉，退出競爭。「沒有最便宜，只有更便宜」。天然砂糖已經很便宜了，成本不高。可是更便宜的替代品出現之後，例如玉米果糖，業者當然立刻換上成本較低的替代品。一切合法，但代謝較差，身體負擔加重。

這一切都還在合法範圍內，若超過此範圍，如新聞報導過的塑化劑，毒澱粉等不法添加物，甚至外國進口肉品所含超量萊克多巴胺等，在在都是食品衛生安全的重要一環，主管機關嚴格查核，責無旁貸。要將責任丟給民眾，要民眾「自行選擇不含毒物成分」的食品，就好像要讓民眾赤手空拳跟敵人軍隊打仗一樣，雙方資訊極度不對等，毫無道理。

勿在商業餐廳中尋找抗失眠法寶

同樣是烹調料理，醫院伙食追求的是衛生與營養。相對之下，利潤跟美味的「順位」就被排到後頭了，無怪乎住院病患經常抱怨醫院伙食「不夠好吃」，卻忘了之所以會住

院，就是健康狀況出了問題。清淡又合理調味的飲食也是治療一環。心臟病患因為心肌梗塞住院，要求照吃大魚大肉，吃不慣少油少鹽的料理，住院期間溜到附近攤販購買小吃，這樣吃下去，反而可能會越住越糟。

「那我多花錢，吃高檔外食總行了吧？」也許有人注重吃，於是這麼想。然而，就算是食材高級的三星級餐廳，標榜天然，使用純正鮮奶油或空運來的活跳海鮮、甚至「以克計價」的霜降牛肉，卻從來沒有要求客人先抽血驗尿，確認健康無虞後才能入座。更不可能因為客人體型肥胖，一動就喘，用這理由拒絕客人點餐。從醫學角度看，高血壓、高血脂、高血糖的患者根本不適合吃這種「特高級食物」，但商業餐廳首要目標在於利潤，顧不得那麼多，刺激食慾，讓顧客點越多越好。雖說相關法令已經規定業者需要標示熱量及營養成分，但所有促銷內容都在標榜旗下商品的「健康美味」，速食業者電視廣告影片內滿是闔家歡樂，親友團聚的氣氛，忽略食物營養成分是否適合顧客食用。

Q⁴⁶ 針灸如何幫助睡眠?

有人嘗試用針灸穴道緩解頭痛、胃痛,失眠也是。針灸可以適度舒緩穴位的不適,在家也可以進行穴道按摩,可以改善失眠。

穴位按摩可改善失眠

針灸是針對穴道給予不同程度的刺激,希望達到預期的效果。西方醫學曾努力尋找穴道及氣血運行的相對解剖位置,一探數千年華夏文化的奧秘,但目前為止只發現部分穴道與若干神經節或淋巴結偶有對應,但無法針對單一組織定義何謂「穴道」。

西醫師值班時遇到住院病人有狀況,通常是開立藥物改善症狀;中醫師(同時具有中醫、西醫執照的醫師)值班時除了開藥之外,偶用針灸方式治療住院病人的症狀,因此針灸對某些急性症狀也有一定的療效。

只不過患者無法將針帶回家自行使用,最多就是自行按摩穴道,效果較差,但給予持續刺激,搭配認知行為治療,可以改善部分失眠症狀。

穴位按摩，首重「神門穴」

常見助眠穴道是「神門穴」，位置在手腕橫紋跟小指側骨頭凹陷處，大略位置可見圖示。養生按摩方式可以三餐飯後找個安靜角落閉幕坐下，兩肩放鬆，以拇指輕按穴道約十分鐘，之後換邊。按摩時保持內在平靜，心無雜念，進入「定」的狀態。若情緒焦躁無法平靜，可參考「韓瑞克森肌肉放鬆訓練」指導語，順勢進入全身肌肉放鬆狀態。將穴道按摩跟情緒放鬆透過催眠暗示充分結合，能加強效果。

穴道刺激跟肌肉按摩都是增加「壓覺、觸覺記憶」的一種方式。研究發現，嬰兒從小多接觸母親的觸摸與擁抱，會有較佳神經發展與肢體協調度，情緒也較平穩。感官除了視覺、聽覺外，還有嗅覺、味覺、溫壓觸痛覺、平衡感等諸多「頻道」。開啟多種頻道，有助於觸發腦部活動，開發智力潛能。

平日可自我做的舒壓按摩

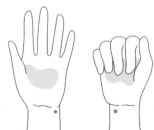

按摩「神門穴」，約10分鐘。

頸肩放鬆有訣竅，步驟如下

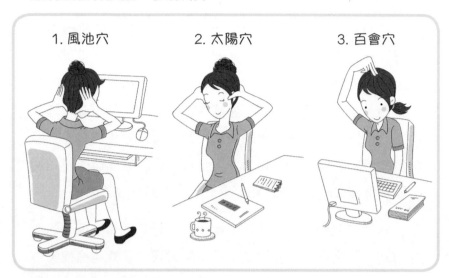

1. 風池穴　　2. 太陽穴　　3. 百會穴

睡覺前可以這麼做

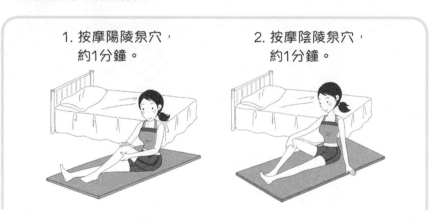

1. 按摩陽陵泉穴，
　　約1分鐘。

2. 按摩陰陵泉穴，
　　約1分鐘。

3. 按摩足三里穴，約1分鐘。	4. 按摩三陰交穴，約1分鐘。	5. 按摩湧泉穴，約1分鐘。
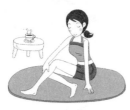	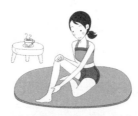	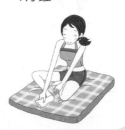

復健物理治療也可嘗試

　　復健物理治療所運用的科技，例如超音波、熱療、電療等，也是利用近似原理，刺激並加強深層組織的血液循環，加強修復。除了急性止痛外，對血液循環不好的部位如肌腱韌帶等，利用能量共振原理讓舊傷的組織修復，逐漸痊癒。

　　現今科技雖仍未突破，無法將傳統中醫藥學、穴道針灸跟西方醫學完全接軌，但腦神經研究是目前熱門領域，過去被稱為「另類療法」的某些治療方式也逐漸獲得科學實證，甚至併入標準療程中，當做輔助治療。只要掌握「三不」：不過度迷信奇效、不需繳納巨額費用、不吃來歷未明湯藥，我鼓勵失眠患者可以多方嘗試各種途徑幫助睡眠。

Q⁴⁷ 要怎麼跟醫師描述我失眠的情形？

進到診間，醫生通常會問你的失眠情形是怎樣？因此，不妨在日常生活中隨手記下，自己的失眠狀況，比方說幾點睡、飲食狀況等等。都能幫助你在跟醫生陳述時，讓醫生做進一步判斷。

「你失眠的情形是怎麼樣？」失眠患者來看門診，通常我第一個問題就是這句話。

「就睡不著。」大多數第一次看門診的患者，就只簡單回答這樣。

「還有呢？」我接著問。

「就是睡不著。」還是同樣那回答。輪到我提問是否有其他生理症狀時，通常患者點頭如搗蒜，說：「對對對，這些症狀我都有！」阿那剛才怎麼都不說？

記錄睡眠時數

在「如何記錄睡眠時數」一篇當中曾提到患者可以記錄自己的下班到家時間、吃藥時間、就寢時間、睡著時間、

睡眠中斷頻率、晨醒時間、下床時間跟午休形態。看診前可以先想想自己睡眠情形如何,要怎樣清楚描述自己的失眠症狀。擔心臨時講不清楚,那還是先準備小抄比較保險。

再來描述是否有其他生理不適症狀,諸如頭痛、頭暈、胸悶、心悸、呼吸困難、喉嚨異物感、肩頸僵硬、緊繃痠痛、消化不良、胃脹、打嗝、便秘或腹瀉、手腳發抖或發冷、身體燥熱、整體活力是否下降,有氣沒力,還沒到中午就全身疲憊,想坐坐不住、想睡睡不著。女性另外評估生理周期的規律性等。

生理症狀首先要排除內科疾病,過去看過哪些醫生、做過哪些檢查、是否有慢性病或需要持續門診追蹤的疾病如甲狀腺亢進等、過去有沒有看過精神科、服過哪些藥、現在正在吃哪些藥等,都是評估重點。

描述生理症狀

接著看看失眠及伴隨的生理症狀是否有具體影響到工作,例如上班精神不濟、恍神、別人說的有聽沒有到、說過就忘、注意力記憶力受影響,是否因為以上症狀導致工作遲到早退、大小交通意外耽誤上班上學、甚至因此丟了工作。

最後看看是否這些症狀引起情緒症狀,如焦慮、憂鬱、

情緒低落、甚麼事都提不起勁、容易沒耐心、焦躁不安、易怒發怒、情緒起伏大、甚至發洩情緒、大吃大喝或摔壞物品、爭執口角、甚至用危險行為如飆車、飲酒或非法藥物來讓自己好過些。

在此不另外加註其他細節，畢竟這篇文章主旨並非「精神疾病診斷學」，而是提示患者失眠問題不只是「睡不著」而已，有許多部分另須評估。到門診醫師會針對上述各細節推敲，給予專業建議，安排各式治療。

試著核對下列項目，有做到的請打勾！

☐ 我有好好記錄睡眠時數
☐ 我的睡眠時間有搭配工作及休閒作息
☐ 我的身體不適症狀已經排除內外科疾病
☐ 我清楚瞭解目前所服用的藥物
☐ 我經常保持心情愉快、充滿自信
☐ 我能減少煩惱、保持正面樂觀
☐ 我能讓注意力、記憶力維持在最佳狀態
☐ 我能找到適當的方式排解壓力
☐ 我能找到願意傾聽的好朋友或家人
☐ 我不會為了助眠使用酒精或濫用藥物

Q48 失眠跟夢裡的潛意識有關係嗎？

睡眠是整體腦功能的表現之一，佔去生命三分之一的時間。因此，當你淺眠多夢、睡眠片段，都與你的潛意識有關係。

「失眠」這個現象暗示著腦功能的變化，所以治療著重在腦功能整體狀態，而不只是吃藥睡覺而已。

過去以為睡眠就像是舊手機整個關機一樣，所有功能停止。現在發現腦部更像現在的智慧型手機，晚上睡覺時螢幕關閉，實際上手機沒有真正「關機」，而是在做些低功率的程式修復。失眠則像是螢幕關不掉，程式當機，畫面跑不出來，還造成過度耗電，電池一下子就沒力。手機功能錯亂，就像失眠患者白天精神不濟、錯誤百出。

目前人類對大腦的理解還相當有限，從前內科醫師為了研究腦部，特別創立神經暨精神內科，後來因為「理念不同」於是區分成兩科。在還沒辦法做腦部電腦斷層的年代，分家後的神經內科醫師因為無法直接觀察腦部，在診斷腦部疾病時只能依靠詳細神經學檢查，用間接方式推估腦部受損

區域。好比手機壞了卻不能打開機殼，只能按按鍵盤、對螢幕做些測試，猜測手機內部哪個零件壞掉。精神內科醫師暫緩直接探測腦部受損原因，轉而研究精神病症狀的怪異言行是否能有分類依據，透過統計歸納來推斷腦部受損情形。

在精神內科醫師研究腦精神疾病之時，精神分析創始者佛洛依德企圖用「潛意識」這個名詞來說明腦功能變化的狀態，讓精神內科跟神經內科在腦部研究上能接軌。然而多年後電腦斷層掃描機的發明讓神經內科能清晰地觀察腦部影像，腦部相關研究突飛猛進，精神分析逐漸退出主流，「潛意識」一詞反倒讓群眾聯想到心理學內容，而非腦功能領域。

然而「潛意識」依舊是個通俗又容易讓人接受的詞彙，即使跟當初定義有所差異，臨床上這依舊是個好用的溝通名詞。「恐懼症」：理智上知道沒甚麼好怕，但潛意識就會對特定物品感到極度恐懼。「創傷後壓力症候群」：經歷重大災難或瀕死邊緣後，潛意識會重現當時恐怖經驗，突發性地感到極度恐慌。

因此回到最初的問題：失眠跟夢裡的潛意識有關係嗎？答案：是的，失眠跟潛意識有關，因為失眠就是腦功能改變的現象之一。

Q⁴⁹ 睡眠為何如此重要？

現代知識社會，腦力比體力更重要。睡眠可以恢復體力，更能恢復腦力。長期失眠，睡眠腦波會產生變化，展現於外的，就是注意力、記憶力受到影響。

睡眠佔人生約三分之一的時間，可恢復體力、腦力。短期失眠如熬夜等會讓大腦警醒度下降，隨後要花更久的時間才能恢復。

自主健康意識

另外睡眠的「不可檢查性」讓患者對於失眠的主觀描述更顯重要。夜晚長達數小時的睡眠，研究人員雖然利用腦波圖、肌電圖等推估快速動眼期，定義睡眠周期變化，但畢竟只有少數人能夠接受這些睡眠檢查。患者的「自主健康意識」佔決定性因素，不然醫師就算照著標準問題一一詢問，患者也無法清楚描述睡眠型態。

「自主健康意識」是很重要的觀念，是一個人對於自身心理生理的綜合印象。「自主外觀意識」可從鏡子反映中看到自己長相身材；「自主財務意識」可翻看銀行存摺、薪水

收入來推估自己的財務狀況。那麼依此道理，每個人都應該
準備一本健康日記來培養「自主健康意識」。

為自己準備一本健康日記

健康日記裡可依日期記錄心跳、血壓、血糖、體重、膽
固醇、三酸甘油脂跟運動及飲食習慣等。更考究的，可以浮
貼目前所服藥單！

除了這些測量數字外，還可用文字描述目前體能狀況：
「目前可在不勉強的狀態下，連續慢跑四十分鐘，距離六公
里」、「經過三個月練習，持續力增加到六十分鐘，距離十
公里」。記錄體能日誌不是馬拉松選手的專利，而是每個人
都應該做的事。

透過健康日記記載的數值，培養「自主健康意識」，
注意日常吃些甚麼、用些甚麼。透過「自主健康意識」，你
會發現健康不是口號，而是真正認真看待自己、誠實面對自
己、好好對待自己、透過努力達到自我提昇的最佳方式！

健康日記

日期 _____ 我今年 _____ 歲 身高 _____ 公分
體重 _____ 公斤 理想體重 _____ 公斤 理想體脂率 _____
我目前的睡眠時數平均每天 _____ 小時
睡眠品質 □優 □佳 □普通 □差 □極差

若以0(最差)～10分(最優)，我目前：
平日的精神 _____ 分 注意力 _____ 分 記憶力 _____ 分
大部分的心情 _____ 分
每天我能徹底放鬆，完全屬於自己的時間約 _____ 分鐘

若以0(最差)～10分(最多)，我目前：
工作壓力 _____ 分 家庭壓力 _____ 分 經濟壓力 _____ 分

我的體能狀況：
心跳每分鐘 _____ 下 血壓 _____ ／ _____ 毫米汞柱
血糖 _____ 膽固醇 _____ 三酸甘油酯 _____
我每周運動 _____ 次 每次運動約 _____ 分鐘
簡單描述目前體能：
我能連續慢跑 _____ 分鐘，距離 _____ 公尺
我希望能在三個月後，體力提升到
慢跑 _____ 分鐘，距離 _____ 公尺

若以0(最差)～10分(最優)，我目前：
綜合體能狀態是 _____ 分
綜合心理狀態是 _____ 分
「健康」是身、心、靈的平衡：
我會給自己的健康打 _____ 分

Q⁵⁰ 我有失眠的問題，可以找誰求助？

失眠問題可大可小，伴隨而來的身體症狀、工作效率降低、情緒困擾或甚至藥物酒精誤用濫用等，都代表失眠問題不可輕忽。

　　若來到精神科門診求治，醫師除了診斷及評估治療需求外，開立藥物、安排返診，還可以視情況轉介心理師進行一對一或團體的治療活動，包括睡眠衛教、大腦認知連結睡眠行為治療、生理回饋測量、腦功能及注意力評估、肌肉放鬆訓練、紓壓及情緒控制練習等。轉介社工師則能進行家庭互動模式評估、重塑家庭角色扮演模式、人際溝通技巧訓練、相關社會資源連結及簡介院區外的認證治療中心或機構。

　　現代人越來越注重心理及靈性層面的需求，因此坊間也越來越多應運而生的相關商業「養生」機構，最近流行且有藝人宣傳的就是「漂浮中心」。稍微瀏覽網頁資料，就可發現其治療理論就是借用本書中也有介紹的「韓瑞克森肌肉放鬆訓練」，透過徹底肌肉放鬆將全身重量平均分散，由於大腦無法分辨著力點在身體特定哪個部位，就產生像漂浮在太空中的錯覺。

除了由外而內，藉由身體放鬆達到情緒平靜，還要經過「催眠暗示」的步驟，將這種印象牢牢記住，達到持續的大腦清晰感。這畢竟有點抽象，所以有人藉助「標語」、「經典名句」甚至宗教典籍，期待用理智思考來駕馭情緒。

　　長期情緒或失眠困擾的患者好比是在深山裡迷路的登山客，又餓又睏，繞路團團轉。藥物是「直接用車把迷路登山客載到目的地」，方便有效。本書詳細的介紹則是「山區地圖」，讓人可以按圖索驥，是很好的認路參考資料。精神科醫師跟心理治療師則是安排各項「課程」、訓練登山客如何辨別方向、野外求生的「嚮導教練」，讓登山客以後舊地重遊也不易迷失方向，可以靠自己的力量走出來。讀者應嘗試各種方法，強筋健腦，改善睡眠，不只擁有健康的身體，更有健全的心理與豐富的生命喜樂！

國家圖書館出版品預行編目資料

失眠關鍵50問 / 劉貞柏著.
第一版. -- 臺北市：文經社, 民103.02
面；公分. --（家庭文庫：C222）
ISBN 978-957-663-708-7 (平裝)

1.失眠症　2.問題集

415.9983022　　　　103000117

文經社　文經社網址 **http://www.cosmax.com.tw/**
http://www.facebook.com/cosmax.co 或「博客來網路書店」查詢文經社。

文經家庭文庫 222

失眠關鍵 50 問

著　作　人	—	劉貞柏
發　行　人	—	趙元美
社　　　長	—	吳榮斌
企　劃　編　輯	—	張怡寧
美　術　設　計	—	瑪姬朱
內　文　插　畫	—	朱家鈺
出　版　者	—	文經出版社有限公司
登　記　證	—	新聞局局版台業字第 2424 號

＜總社·編輯部＞：

社　　　址	—	104-85 台北市建國北路二段 66 號 11 樓之一（文經大樓）
電　　　話	—	（02）2517－6688（代表號）
傳　　　真	—	（02）2515－3368
E－mail	—	cosmax.pub@msa.hinet.net

＜業務部＞：

地　　　址	—	241-58 新北市三重區光復路一段 61 巷 27 號 11 樓 A（鴻運大樓）
電　　　話	—	（02）2278－3158·2278－2563
傳　　　真	—	（02）2278－3168
E－mail	—	cosmax27@ms76.hinet.net
郵　撥　帳　號	—	05088806 文經出版社有限公司
新加坡總代理	—	Novum Organum Publishing House Pte Ltd.　　　TEL:65-6462-6141
馬來西亞總代理	—	Novum Organum Publishing House (M) Sdn. Bhd. TEL:603-9179-6333
印　刷　所	—	通南彩色印刷有限公司
法　律　顧　問	—	鄭玉燦律師（02）2915－5229
發　行　日	—	2014 年　2　月　第 一 版　第　1　刷

定價／新台幣 230 元　　　Printed in Taiwan